向精神薬がわかる！使える！答えられる！

改訂第2版

Q&A付き

著 吉尾 隆

南江堂

序　文

　本書が出版されて10年が経過した．この10年間で多くの新しい向精神薬が発売され，精神科領域における薬物治療の選択肢も拡がった．また，第2世代抗精神病薬の適応症が追加され，うつ病や躁うつ病の薬物治療に抗うつ薬や気分安定薬と併用されるようになった．第1世代抗精神病薬についても従来から気分障害圏の疾患に対する適応症はあったが，多くの場合，各疾患の不安・焦燥感・興奮に対して鎮静的に使用されてきたものであり，現在のように原疾患の治療に使用されることは少なかった．このような状況から，今回の改訂では，抗精神病薬の項を新たに追加した．しかし，精神科医以外の一般の医師が抗精神病薬を主体的に使用することは考えられず，むしろ，抗精神病薬を服用しているうつ病や躁うつ病の患者が身体疾患で受診または入院した際に，適正に薬物治療ができることを想定している．

　また，SNRI（セロトニン・ノルアドレナリン再取り込み阻害薬）であるデュロキセチンにはうつ病以外にも糖尿病性神経障害，線維筋痛症，慢性腰痛症，変形性関節症に伴う疼痛に適応症が追加されるなど，向精神薬の精神科以外での使用が増加している．

　さらに，向精神薬の多剤・大量・長期処方は長年問題となってきたが，ベンゾジアゼピン系抗不安薬・睡眠薬は平成24年度の診療報酬改定において，3剤以上の処方に制限が設けられ，より適切な使用が求められるようになった．さらに平成26年度の改定では抗うつ薬，抗精神病薬にも剤数制限が設けられ，平成30年度の改定ではベンゾジアゼピン系抗不安薬・睡眠薬を長期にわたって漫然と使用することに制限が設けられた．このように，わが国においても，ようやく向精神薬の適正使用に向けてさまざまな変革が実施されてきている．

　本書では，このような変化に対応するべく，向精神薬の適正使用に対する新たな知見も加え改訂を行った．現在，10年前には考えられなかったくらいに精神科以外での向精神薬の処方が増加していることから，本書は一般診療科や保険薬局で向精神薬の処方を行う医師や調剤・服薬指導を行う薬剤師にこそ利用していただきたい．そして，将来，精神科医療に携わることになる医学生，薬学生，看護学生の参考書としても利用していただけることを期待している．

　2019年11月

吉尾　隆

初版の序

　国内では，抑うつ状態やうつ病で精神科を受診する患者が増えているという．しかし，精神科クリニックを受診するには1〜2週間待たされることも珍しくないらしい．一方で，抑うつ状態やうつ病による身体症状では，むしろ一般診療科を受診するケースが多いといわれている．高血圧症や糖尿病など多くの身体疾患の患者で，うつ病の発症率が一般の発症率に比べ高いことも判明している．また，さまざまな身体疾患において，頭痛，不眠，不安，焦燥感，抑うつ感といった精神症状が生じる可能性がある．一般診療科を受診した患者の多くは，さらに，精神科を専門としない保険薬局において調剤を受けることになる．したがって，このような状況で，一般医が向精神薬を安全に処方し，精神科を専門としない保険薬局の薬剤師が正しく調剤することは大変重要である．

　そこで本書では，一般診療科において，身体疾患に合併する精神症状を改善するために向精神薬を使用する際の注意点について解説した．一般医が処方する可能性の高い抗うつ薬，気分安定薬，抗不安薬，睡眠薬について，安心して使用するために，これらの薬剤の特徴と使い方を解説し，さまざまな身体疾患で使用される薬剤と向精神薬との併用の注意点についても触れている．また，本書は保険薬局の薬剤師が服薬指導を行う際，患者に安心して向精神薬を服用してもらうための薬学的管理を行ううえでも役立つと考えている．多くの身体疾患において，向精神薬を服用する機会が増えているが，三環系抗うつ薬や気分安定薬は副作用も多く，抗不安薬や睡眠薬の多くは，麻薬及び向精神薬取締法により，その使用と管理が厳しく規制されている薬剤である．安全に，安心して，効果的に向精神薬を使用するために，本書を利用していただきたい．また，一般医，精神科を専門としない保険薬局の薬剤師のみならず，医学生，薬学生，看護学生などにも利用していただきたい．

　最後に，この本の発行に際しては，南江堂の堀内桂氏，網蔵久美子氏に大変お世話になった．ここにお礼を申し上げたい．

2008年5月

吉尾　隆

はじめに　　　　　　　　　　　　　　　　　　　　　　　　　　**1**

抗うつ薬　　　　　　　　　　　　　　　　　　　　　　**5**

抗うつ薬とは　　　　　　　　　　　　　　　　　　　　**6**

抗うつ薬の特徴　　　　　　　　　　　　　　　　　　　**10**
　　三環系抗うつ薬 ･････････････････････････････････････ **12**
　　　　イミプラミン／クロミプラミン／アミトリプチリン／ノルトリプチリン／
　　　　ロフェプラミン／アモキサピン／ドスレピン
　　四環系抗うつ薬 ････････････････････････････････････ **15**
　　　　マプロチリン／ミアンセリン／セチプチリン
　　トリアゾロピリジン系抗うつ薬 ･･･････････････････････ **17**
　　　　トラゾドン
　　ベンザミド系薬 ････････････････････････････････････ **18**
　　　　スルピリド
　　選択的セロトニン再取り込み阻害薬（SSRI）･･･････････････ **18**
　　　　フルボキサミン／パロキセチン／セルトラリン／エスシタロプラム
　　セロトニン・ノルアドレナリン再取り込み阻害薬（SNRI）･･･････ **23**
　　　　ミルナシプラン／デュロキセチン／ベンラファキシン
　　ノルアドレナリン作動性・特異的セロトニン作動性抗うつ薬（NaSSA）　**26**
　　　　ミルタザピン

安心して抗うつ薬を使うには　　　　　　　　　　　　　**27**
　　うつ病性障害（うつ状態とうつ病）とは ･･････････････････ **27**
　　抗うつ薬の使い方 ･･････････････････････････････････ **28**
　　抗うつ薬を安全に服用するために ････････････････････ **35**

身体疾患を合併している場合　　　　　　　　　　　　　**45**
　　糖尿病の患者に使用する ････････････････････････････ **46**
　　高血圧症の患者に使用する ･･････････････････････････ **47**
　　心筋梗塞の患者に使用する ･･････････････････････････ **48**

肥満・脂質異常症の患者に使用する ································ **49**

脳血管障害の患者に使用する ································· **49**

認知症の患者に使用する ································· **51**

パーキンソン病の患者に使用する ································· **52**

がん患者に使用する ································· **53**

胃炎・胃潰瘍の患者に使用する ································· **55**

肝機能障害の患者に使用する ································· **55**

腎機能障害の患者に使用する ································· **56**

風邪の患者に使用する ································· **56**

終末期の患者に使用する ································· **56**

高齢者，小児，妊婦・授乳婦に抗うつ薬をどう使うか **57**

高齢者への使い方 ································· **57**

小児への使い方 ································· **58**

妊婦・授乳婦への使い方 ································· **58**

気分安定薬 **65**

気分安定薬とは **66**

気分安定薬の特徴 **67**

抗躁薬 ································· **67**

炭酸リチウム

抗てんかん薬 ································· **68**

カルバマゼピン／バルプロ酸／ラモトリギン／クロナゼパム

安心して気分安定薬を使うには **70**

双極性障害とは ································· **70**

気分安定薬の使い方 ································· **72**

気分安定薬を安全に服用するために ································· **72**

身体疾患を合併している場合 **74**

糖尿病の患者に使用する ································· **75**

高血圧症・心筋梗塞の患者に使用する ··········· **76**

肥満・脂質異常症の患者に使用する ············· **77**

脳血管障害の患者に使用する ····················· **77**

認知症の患者に使用する ··························· **78**

パーキンソン病の患者に使用する ················ **79**

がん患者に使用する ································· **79**

胃炎・胃潰瘍患者に使用する ····················· **80**

肝機能障害の患者に使用する ····················· **80**

腎機能障害の患者に使用する ····················· **81**

風邪の患者に使用する ····························· **82**

終末期の患者に使用する ··························· **82**

高齢者，小児，妊婦・授乳婦に気分安定薬をどう使うか **83**

高齢者への使い方 ································· **83**

小児への使い方 ································· **84**

妊婦・授乳婦への使い方 ··························· **84**

抗不安薬 **89**

抗不安薬とは **90**

抗不安薬の特徴 **90**

ベンゾジアゼピン系抗不安薬 ······················ **90**

エチゾラム／クロチアゼパム／フルタゾラム／トフィソパム／ロラゼパム／
アルプラゾラム／ブロマゼパム／メキサゾラム／クロキサゾラム／
ジアゼパム／メダゼパム／クロルジアゼポキシド／オキサゾラム／
ロフラゼプ酸エチル／フルトプラゼパム

アザピロン誘導体（セロトニン1A受容体作動薬） ·············· **97**

タンドスピロン

安心して抗不安薬を使うには　98

　神経症性障害と心身症とは　…………………………………………　98

　ベンゾジアゼピン系抗不安薬の使い方　……………………………　99

　抗不安薬を安全に服用するために　………………………………104

身体疾患を合併している場合　109

　糖尿病の患者に使用する　…………………………………………109

　高血圧症・心筋梗塞の患者に使用する　…………………………109

　肥満・脂質異常症の患者に使用する　……………………………110

　脳血管障害・認知症の患者に使用する　…………………………110

　パーキンソン病の患者に使用する　………………………………110

　がん患者に使用する　………………………………………………111

　胃炎・胃潰瘍の患者に使用する　…………………………………111

　肝機能障害の患者に使用する　……………………………………112

　腎機能障害の患者に使用する　……………………………………112

　風邪の患者に使用する　……………………………………………112

　終末期の患者に使用する　…………………………………………113

高齢者，小児，妊婦・授乳婦に抗不安薬をどう使うか　113

　高齢者への使い方　…………………………………………………113

　小児への使い方　……………………………………………………114

　妊婦・授乳婦への使い方　…………………………………………114

睡眠薬　117

睡眠薬とは　118

睡眠薬の特徴　119

　ベンゾジアゼピン系睡眠薬　………………………………………119

　　トリアゾラム／ロルメタゼパム／エチゾラム／ブロチゾラム／リルマザホン／

　　ニトラゼパム／エスタゾラム／フルニトラゼパム／フルラゼパム／

　　クアゼパム

非ベンゾジアゼピン系睡眠薬 ･･････････････････････････ **124**

　　　ゾルピデム／ゾピクロン／エスゾピクロン

バルビツール酸系睡眠薬 ･････････････････････････････ **126**

非バルビツール酸系睡眠薬 ･･･････････････････････････ **126**

メラトニン受容体作動薬 ･････････････････････････････ **127**

　　　ラメルテオン

オレキシン受容体拮抗薬 ･････････････････････････････ **128**

　　　スボレキサント

その他の睡眠薬 ･･･････････････････････････････････････ **128**

安心して睡眠薬を使うには　　　　　　　　　　**129**

不眠とは ･･･ **129**

睡眠薬の使い方 ･･････････････････････････････････････ **130**

睡眠薬を安全に服用するために ･･････････････････････ **132**

身体疾患を合併している場合　　　　　　　　　　**137**

糖尿病の患者に使用する ･････････････････････････････ **137**

高血圧症・心筋梗塞の患者に使用する ････････････････ **138**

肥満・脂質異常症の患者に使用する ･･････････････････ **138**

脳血管障害・認知症の患者に使用する ････････････････ **138**

パーキンソン病の患者に使用する ････････････････････ **139**

がん患者に使用する ･････････････････････････････････ **139**

胃炎・胃潰瘍の患者に使用する ･･････････････････････ **139**

肝機能障害の患者に使用する ････････････････････････ **140**

腎機能障害の患者に使用する ････････････････････････ **140**

風邪の患者に使用する ･･･････････････････････････････ **140**

終末期の患者に使用する ･････････････････････････････ **141**

高齢者，小児，妊婦・授乳婦に睡眠薬をどう使うか　　**141**

高齢者への使い方 ･･･････････････････････････････････ **141**

小児への使い方 ･････････････････････････････････････ **142**

妊婦・授乳婦への使い方 ･････････････････････････････ **143**

抗精神病薬 147

抗精神病薬とは 148

抗精神病薬の特徴 149
第1世代（定型）抗精神病薬 149
第2世代（非定型）抗精神病薬 151
セロトニン・ドパミン遮断薬（SDA） 151
リスペリドン／ペロスピロン／ブロナンセリン／パリペリドン
多元受容体作用抗精神病薬（MARTA） 156
オランザピン／クエチアピン／クロザピン／アセナピン
ドパミン受容体部分作動薬（DPA，DSS） 159
アリピプラゾール／ブレクスピプラゾール

安心して抗精神病薬を使うには 161
統合失調症とは 161
抗精神病薬の使い方 163
抗精神病薬を安全に服用するために（投与の注意点） 165

身体疾患を合併している場合 168
糖尿病の患者に使用する 169
高血圧症の患者に使用する 169
心筋梗塞の患者に使用する 170
肥満・脂質異常症の患者に使用する 170
脳血管障害の患者に使用する 171
認知症の患者に使用する 171
パーキンソン病の患者に使用する 172
がん患者に使用する 172
胃炎・胃潰瘍の患者に使用する 172
肝機能障害の患者に使用する 173
腎機能障害の患者に使用する 173
風邪の患者に使用する 174

終末期の患者に使用する ・・・**174**

高齢者，小児，妊婦・授乳婦に抗精神病薬をどう使うか　　**175**

高齢者への使い方 ・・・・・・・・・・・・・・・・・・・・・・・・・・・・・・・・・・・・・・・**175**

小児への使い方 ・・・**175**

妊婦・授乳婦への使い方 ・・・・・・・・・・・・・・・・・・・・・・・・・・・・・・・・・・**176**

薬剤が引き起こす精神症状　　**179**

抑うつ症状を引き起こす薬剤　　**180**

循環器用薬 ・・・**180**

ヒスタミン H_2 受容体拮抗薬・・・・・・・・・・・・・・・・・・・・・・・・・・・・・**180**

副腎皮質ステロイド ・・・・・・・・・・・・・・・・・・・・・・・・・・・・・・・・・・・・・**181**

非ステロイド抗炎症薬（NSAIDs）・・・・・・・・・・・・・・・・・・・・・・・・・**181**

インターフェロン ・・・・・・・・・・・・・・・・・・・・・・・・・・・・・・・・・・・・・・・**181**

不眠を引き起こす薬剤　　**181**

カフェイン ・・・**181**

副腎皮質ステロイド ・・・・・・・・・・・・・・・・・・・・・・・・・・・・・・・・・・・・・**181**

気管支拡張薬 ・・・**182**

抗がん剤 ・・・**182**

甲状腺ホルモン製剤 ・・・・・・・・・・・・・・・・・・・・・・・・・・・・・・・・・・・・・**182**

降圧薬 ・・・**182**

幻覚・妄想を引き起こす薬剤　　**182**

ヒスタミン H_2 受容体拮抗薬・・・・・・・・・・・・・・・・・・・・・・・・・・・・・**183**

抗結核薬 ・・・**183**

抗パーキンソン病薬 ・・・・・・・・・・・・・・・・・・・・・・・・・・・・・・・・・・・・・**183**

副腎皮質ステロイド ・・・・・・・・・・・・・・・・・・・・・・・・・・・・・・・・・・・・・**183**

気管支拡張薬 ・・・**183**

循環器用薬 ・・・**184**

抗真菌薬 ・・・**184**

漢方製剤 ･･ **184**

抗生物質 ･･ **184**

インターフェロン ･･････････････････････････････ **184**

認知症様症状を引き起こす薬剤 **185**

抗コリン薬 ･･････････････････････････････････ **185**

抗パーキンソン病薬 ･･････････････････････ **186**

脳循環・代謝改善薬 ･･････････････････････ **186**

消化器用薬 ･･････････････････････････････････ **186**

抗がん剤 ････････････････････････････････････ **186**

循環器用薬 ･･････････････････････････････････ **186**

抗ヒスタミン薬 ････････････････････････････ **186**

抗ヘルペスウイルス薬 ･･････････････････ **186**

副腎皮質ステロイド，NSAIDs ･･････････ **187**

Q&A **189**

抗うつ薬に関する Q&A **190**

Q1 　うつ病の原因（きっかけ）は何ですか？

Q2 　うつ病の精神症状とは？

Q3 　うつ病の身体症状とは？

Q4 　仮面うつ病とは何ですか？

Q5 　うつ病・うつ状態にも種類があるのですか？

Q6 　抗うつ薬の有効率はどの程度ですか？

Q7 　薬を渡すときの注意点は？

Q8 　副作用が出たときはどうしたらよいのでしょうか？

Q9 　飲み忘れた場合には？

Q10 　どのくらい服用すればよくなりますか？

Q11 　続けて飲んでも大丈夫ですか？

Q12 　治っても飲み続けなければなりませんか？

Q13 　うつ病は遺伝しますか？

Q14 　うつ病の患者さんに接するときの注意点と基本的な心得は？

Q15 　どのように声をかければよいのでしょうか？

Q16 　服薬指導時に役立つ言葉，言ってはいけない言葉は？

Q17　自殺に対するサインにはどのようなものがありますか？

Q18　患者さんの家族には，どのようなことを話してあげればよいのでしょうか？

Q19　うつ病の治療をすると，逆に躁状態になることもありますか？

気分安定薬に関する Q&A　199

Q20　てんかんではないのに抗てんかん薬を処方されました．なぜですか？

Q21　リチウム中毒とは何ですか？

Q22　仕事で車を運転します．気分安定薬を服用しても大丈夫ですか？

抗不安薬・睡眠薬に関する Q&A　200

Q23　抗不安薬がクロチアゼパムからエチゾラムに変更になりましたが，
　　　どのように違うのでしょうか？

Q24　肩こりで受診したのに抗不安薬（エチゾラム）が処方されましたが？

Q25　眠くならない抗不安薬はありますか？

Q26　抗不安薬・睡眠薬を服用しています．車を運転してもよいでしょうか？

Q27　睡眠薬はなるべく飲まないほうがよいのでしょうか？

Q28　睡眠薬の代わりにアルコールを飲んでもよいでしょうか？

Q29　睡眠薬とアルコールを一緒に飲んでもよいでしょうか？

Q30　睡眠時間は何時間とるのがよいのですか？

Q31　夜中に目が覚めたとき睡眠薬を追加して飲んでもよいですか？

Q32　睡眠薬の副作用で「ふらつき」が生じるのはどうしてですか？

Q33　睡眠薬で幻覚・妄想が起こることはありますか？

Q34　睡眠薬を飲み続けても大丈夫ですか？

Q35　睡眠薬と市販の薬（グッスミン，ドリエル）はどう違うのですか？

Q36　緑内障の患者にベンゾジアゼピン系薬は禁忌となっていますが，
　　　どの薬剤を使用すればよいのでしょうか？

抗精神病薬に関する Q&A　205

Q37　抗精神病薬の有効率はどの程度ですか？

Q38　副作用が出たときはどうしたらよいのでしょうか？

Q39　続けて飲んでも大丈夫ですか？

Q40　抗精神病薬を服用しています．車を運転しても大丈夫ですか？

Q41　抗精神病薬はどのような病気（状態）に使用されますか？

その他の Q&A 208

Q42 向精神薬の習慣性について教えてください

Q43 向精神薬で呆けてしまうことはありませんか？

Q44 性格が変わってしまうことはありませんか？

Q45 いろいろな薬を一緒に飲んでも大丈夫ですか？

Q46 向精神薬を牛乳やお茶，ジュースと一緒に飲んでもよいでしょうか？

Q47 向精神薬をアルコールと一緒に飲んでもよいでしょうか？

Q48 風邪（インフルエンザを除く）をひいて抗生物質を投与されています．併用しても大丈夫でしょうか？

Q49 更年期障害でも向精神薬を使うのでしょうか？

Q50 薬を飲み忘れた場合はどうしたらよいでしょうか？

Q51 薬を飲んですぐに横になっても大丈夫でしょうか？

Q52 向精神薬を服用していても献血はできるでしょうか？

Q53 タバコを吸っていますが，向精神薬の効果に影響はないでしょうか？

索引 213

謹　告

　著者ならびに出版社は，本書に記載されている内容について最新かつ正確であるよう最善の努力をしております．しかし，医薬品の情報および治療法などは医学の進歩や新しい知見により変わる場合があります．医薬品の使用や治療に際しては，読者ご自身で十分に注意を払われることを要望いたします．

株式会社　南江堂

はじめに

　現在，わが国は，複雑な社会構造にあり，長時間労働による過労死の増加など，多くの不安を抱える国民が増加している．また超高齢社会を迎えていることから，不安，不眠，抑うつを訴え，精神科を専門としないかかりつけ医師により睡眠薬や抗不安薬，抗うつ薬，気分安定薬などの向精神薬が処方されているケースが急増している．うつ病患者の多くがまず最初に受診するのは一般医であるものの，向精神薬の使用方法を熟知している一般医は多くないのが実情である．向精神薬は使用方法を誤るとさまざまな副作用や相互作用により，患者の精神症状のみならず身体症状をも悪化させてしまう危険がある．

　向精神薬は，精神疾患患者に使用されるだけではなく，広く一般診療科においても多く使用されている．その理由として情報化社会の進展によるさまざまなストレスの増加や高齢化により，抗不安薬や睡眠薬の処方が増加したことや，セロトニン・ノルアドレナリン再取り込み阻害薬（SNRI）ではうつ病に対してのみではなく，痛み止めとしての適応が追加されたことなどが考えられる．しかしベンゾジアゼピン（BZD）系薬では，臨床用量でも依存が起こる常用量依存（臨床用量依存）が発生し，また BZD 系薬により転倒，骨折，交通事故，運動機能の低下，薬物乱用性頭痛，抑うつ症状，記憶力の低下，認知機能の低下，認知症，骨粗鬆症，せん妄，自殺，死亡率の増加，睡眠の悪化などが起こりやすくなる[1]．最近の国内調査では，DSM-Ⅳ（米国の診断基準）による大うつ病性障害の 12 ヵ月有病率（過去 12 ヵ月間に診断基準を満たした人の割合）は 2.2%，生涯有病率（調査時点までに診断基準を満たしたことがある人の割合）は 6.5%，ICD-10（世界保健機関の分類）診断によるうつ病の 12 ヵ月有病率は 2.2%，生涯有病率は 7.5%であり，これまでにうつ病を経験した人は約 15 人に 1 人，過去 12 ヵ月間にうつ病を経験した人は約 50 人に 1 人であるという結果であった．また，うつ病は 2020 年には，余命に損失を与える疾患の第 2 位になると予測されている（表

表1 全世界において余命に損失を与える主な疾患

順 位	1990年	2020年（予測）
1位	下気道感染症	虚血性心疾患
2位	下痢	うつ病
3位	周産期の障害	交通事故
4位	うつ病	脳血管障害
5位	虚血性心疾患	慢性閉塞性肺疾患（COPD）

障害調整余命年数（disable adjusted life years：DALYs）で比較.
うつ病は2020年には，全世界において余命に損失を与える疾患の第2位になると予想されている.

［Murray CJL, Lopez AD：Science **274**：740-743, 1996 をもとに作成］

1）．このような状況から厚生労働省においても，一般医がうつ病を正しく理解し，精神科医と協力して治療を行うための教育プログラムや地域の保険薬局の薬剤師を自殺予防のゲートキーパーとして活用することが検討された.

警察庁の自殺統計原票を集計した結果（以下「自殺統計」という.）によれば，わが国の自殺者数は，平成10年以降，14年連続して3万人を超える状態が続いていたが，平成24年に15年ぶりに3万人を下回っていたことが明らかになった（厚生労働省「人口動態統計」）（図1）．しかし，自殺者数は現在も2万人を超えており，依然として高い水準にある.

実際に平成24年度の診療報酬改定において，抗不安薬，睡眠薬についての使用制限が行われ，平成26年度の診療報酬改定では抗うつ薬と抗精神病薬が追加され，平成28年度の改定では各薬剤は基本的に2剤までの使用制限が行われた.
1処方につき3種類以上の抗不安薬，睡眠薬，抗うつ薬，抗精神病薬または4種類以上の抗不安薬および睡眠薬の投与を行った場合は，抗不安薬，睡眠薬，抗うつ薬および抗精神病薬に係る薬剤料に限り，外来のみであるが所定点数の100分の80に相当する点数により算定すると規定された．平成30年度の診療報酬改定では，不安の症状または不眠の症状に対し，ベンゾジアゼピン系の薬剤を12ヵ月以上，連続して同一の用法・用量で処方されている場合の適正化が行われた.
そして，ベンゾジアゼピン系の薬剤を減量し，薬剤師，看護師と協働して症状の変化を確認した場合の診療報酬が新設された.

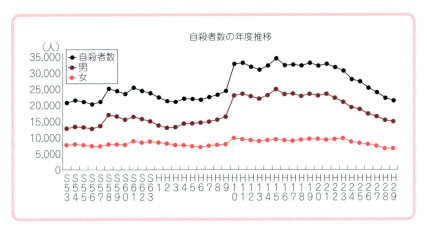

図1　自殺者数の推移

［警察庁：平成29年中における自殺の状況，2018より］

　このような向精神薬の使用に対する診療報酬のたび重なる改定は，国策として向精神薬の適正使用を推進するものであり，本書は，精神科以外の一般臨床医，開業医，薬剤師が安心して向精神薬を使用するために知っておかなければならないことを，一般臨床医の使用頻度が高いと考えられる抗うつ薬，気分安定薬，抗不安薬，睡眠薬，抗精神病薬（第2世代抗精神病薬）の5種類の向精神薬について，投薬に関する注意点を中心に解説したものである．精神症状から向精神薬を選択するための方法は多くの精神科専門医により解説されていることから，本書では，一般診療科で向精神薬を使用する場合の注意点や身体疾患の治療薬との併用の際の留意点などを中心に解説する．

---

1) 戸田克広：ベンゾジアゼピンと処方薬依存を巡る問題ベンゾジアゼピンによる副作用と常用量依存．臨精薬理 16：867-878，2013

抗うつ薬

気分安定薬

抗不安薬

睡眠薬

抗精神病薬

抗うつ薬とは

抗うつ効果が最初に発見された薬剤は抗結核薬のイプロニアジド（iproniazid）であるといわれている．このイプロニアジドを服用した患者が，気分がよくなり元気が出て活力が与えられたことから，イプロニアジドによる抗うつ効果が確認された．この抗うつ効果はモノアミン酸化酵素（MAO）阻害作用によることから，ノルアドレナリンやセロトニンの働き

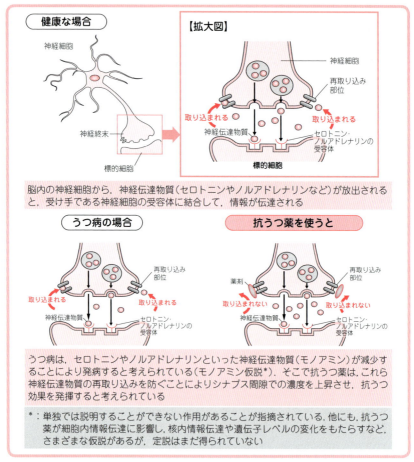

図 1-1 抗うつ薬の作用機序
［田辺三菱製薬株式会社ホームページ：心にはたらく薬（https://medical.mt-pharma.co.jp/learning/mind/cocoro-w）（2019年2月26日閲覧）より許諾を得て一部を改変し掲載］

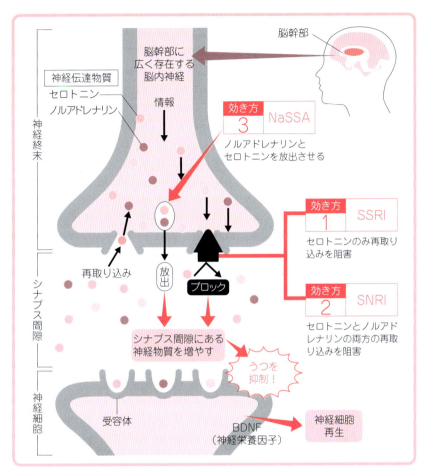

図1-2 抗うつ薬の薬理作用とBDNF

　がうつ病の発現に大きく関与していることが推定された．脳内におけるノルアドレナリンやセロトニンの活性を高めること（神経節前部への再取り込みの抑制）が抗うつ作用の発現には重要で，このような作用をもつ薬剤が抗うつ薬として現在使用されている．近年は，脳神経由来栄養因子（BDNF）の作用により，神経細胞のネットワークが回復することが判明している（図1-1，図1-2）[1]．

　抗うつ薬は，化学構造や薬理的作用の違いにより，おおむね表1-1のように分類されている．

表1-1　現在日本国内で使用できる抗うつ薬

分類		一般名（商品名）	剤形・規格	力価（イミプラミン換算）
第1世代抗うつ薬	三環系抗うつ薬	アミトリプチリン（トリプタノール）	錠：10 mg，25 mg	150
		クロミプラミン（アナフラニール）	錠：10 mg，25 mg　注：25 mg	120
		イミプラミン（トフラニール）	錠：10 mg，25 mg	150
		ロフェプラミン（アンプリット）	錠：10 mg，25 mg	150
		ノルトリプチリン（ノリトレン）	錠：10 mg，25 mg	75
		トリミプラミン（スルモンチール）	錠：10 mg，25 mg　散：10%	150
第2世代抗うつ薬		アモキサピン（アモキサン）	カプセル：10 mg，25 mg，50 mg　細粒：10%	150
		ドスレピン（プロチアデン）	錠：25 mg	150
	四環系抗うつ薬	マプロチリン（ルジオミール）	錠：10 mg，25 mg，50 mg	150
		ミアンセリン（テトラミド）	錠：10 mg，30 mg	60
		セチプチリン（テシプール）	錠：1 mg	6
	トリアゾロピリジン系（SARI）	トラゾドン（デジレル，レスリン）	錠：25 mg，50 mg	300
ベンザミド系抗精神病薬		スルピリド（ドグマチール，アビリット）	錠：50 mg，100 mg，200 mg　カプセル：50 mg　細粒：10%，50%　注：50 mg，100 mg	300
選択的セロトニン再取り込み阻害薬（SSRI）		フルボキサミン（ルボックス，デプロメール）	錠：25 mg，50 mg，75 mg	150
		パロキセチン（パキシル）	錠：5 mg，10 mg，20 mg　CR錠：6.25 mg，12.5 mg，25 mg	40（CR：50）
		セルトラリン（ジェイゾロフト）	錠：25 mg，50 mg，100 mg　OD錠：25 mg，50 mg，100 mg	100
		エスシタロプラム（レクサプロ）	錠：10 mg，20 mg	20
セロトニン・ノルアドレナリン再取り込み阻害薬（SNRI）		ミルナシプラン（トレドミン）	錠：12.5 mg，15 mg，25 mg，50 mg	100
		デュロキセチン（サインバルタ）	カプセル：20 mg，30 mg	30
		ベンラファキシン（イフェクサーSR）	カプセル：37.5 mg，75 mg	150
ノルアドレナリン作動性・特異的セロトニン作動性抗うつ薬（NaSSA）		ミルタザピン（リフレックス，レメロン）	錠：15 mg，30 mg	30

［力価は日本精神科評価尺度研究会　向精神薬の等価換算「5. 抗うつ薬の等価換算—稲垣＆稲田（2017）版」http://jsprs.org/toukakansan/2017ver/antidepressant.php（2019年2月4日閲覧）より引用］

抗うつ薬の第一選択薬は現在，SSRI や SNRI，NaSSA であり，三環系抗うつ薬を使用する頻度は低下している．しかし，中等症～重症のうつ病では三環系抗うつ薬が使用されることもある．また，難治性のうつ病には気分安定薬や抗精神病薬が併用されることもある．抗うつ薬を安心して使うためには，それぞれの薬剤の特徴を理解したうえで使用することが重要である．

表 1-2　抗うつ薬の特徴

分類	特　徴	効　果	副作用	問題点
三環系	・効果は強いが，副作用が多い	・強力な抗うつ効果	・抗コリン，抗 α_1，キニジン様作用等強い	・QOL に問題となりうる ・過量服薬にて致死的となりうる
四環系	・三環系をいくらかマイルドに	・マイルドな抗うつ効果 ・一部の薬は催眠効果にすぐれる	・三環系よりマイルド，眠気	・抗うつ効果に物足りなさがある
SSRI	・選択的にセロトニンに働く ・抗コリン，抗 α_1 作用弱い	・マイルドな抗うつ効果 ・強迫，衝動，過食などにも効果	・嘔気，下痢，性機能障害	・意欲にあまり効かず CYP を阻害するため相互作用に注意 ・若年層への投与は慎重に
SNRI	・セロトニンとノルアドレナリンに働く ・抗コリン，抗 α_1 作用弱い	・マイルドな抗うつ効果 ・SSRI よりも意欲に効果	・血圧上昇，頻脈，頭痛，尿閉	・循環器疾患には投与を慎重にする必要あり
NaSSA	・ノルアドレナリン→セロトニンの順に働く ・$5HT_{2A}$，$5HT_3$ の遮断作用をもつ	・マイルドな抗うつ効果 ・効果（意欲）に対する効果の発現が早い	・鎮静，体重増加	・心疾患，QT 延長の患者には慎重 ・衝動性の高い併存障害に注意

抗うつ薬とは

抗うつ薬の特徴（表1-2）

　　抗うつ薬の薬理特性と副作用は表1-3[2]，1-4[1]に示したように，ノルアドレナリンとセロトニンの再取り込み阻害作用の強さと各神経伝達物質の

表1-3　主な抗うつ薬の薬理特性と副作用の重症度

分類	一般名	モノアミン再取り込み阻害作用		副作用						
		ノルアドレナリン	セロトニン	便秘・口渇	ふらつき	眠気	体重増加	嘔吐・下痢	性機能障害	不眠
三環系	アミトリプチリン	3+	5+	3+	3+	3+	3+	±	2+	−
	イミプラミン	3+	4+	2+	2+	+	2+	±	2+	+
	クロミプラミン	3+	5+	3+	2+	+	2+	+	2+	+
	ノルトリプチリン	4+	+	2+	+	+	2+	−	2+	+
	アモキサピン	4+	+			+	2+			2+
四環系	マプロチリン	4+	−	2+	2+	2+	2+		2+	
	ミアンセリン	3+	−		+	2+	+			
SARI	トラゾドン	−	5+	−	+	2+	+	+	+	
SSRI	フルボキサミン		4+	+		+		3+	+	+
	パロキセチン	+	5+	+	−		2+	2+	3+	2+
	セルトラリン	−	5+			±		2+	3+	2+
	エスシタロプラム	−	5+			+		2+	2+	2+
SNRI	ミルナシプラン	3+	2+	±	+	±	±	+	2+	+
	デュロキセチン	4+	+	+		+		2+	2+	2+
	ベンラファキシン	3+	5+	±	+	±		2+	2+	2+
NaSSA	ミルタザピン	−（NA作動性4+）	−（5HT作動性5+）	−	2+	3+	3+	−	+	−

［吉尾　隆（編）：精神科薬物療法の支援，じほう，2013より引用］

表 1-4 抗うつ薬の副作用

主な副作用	症　状	関与する薬理作用
心血管系作用	起立性低血圧や心拍出量低下，不整脈がみられることがある	アドレナリンα_1受容体遮断作用，抗コリン作用　など
消化器官系作用	とくに服薬初期に嘔気，嘔吐がみられることがある	セロトニン再取り込み阻害作用　など
中枢神経系作用	せん妄や不眠がみられる一方で，過鎮静が起こることもある．ミオクローヌス，錐体外路症状，けいれん発作の報告がある	中枢性抗コリン作用，セロトニン再取り込み阻害作用，ヒスタミンH_1受容体阻害作用，アドレナリンα_1受容体遮断作用　など
性機能作用	性欲減退や勃起不能が起こることがある	セロトニン再取り込み阻害作用

［田辺三菱製薬株式会社ホームページ：心にはたらく薬（https://medical.mt-pharma.co.jp/learning/mind/cocoro-w）（2019 年 2 月 26 日閲覧）より許諾を得て一部を改変し掲載］

受容体の遮断作用によって説明される．つまり，ノルアドレナリンとセロトニンの再取り込み阻害作用は抗うつ効果の特徴を示し，アセチルコリン，アドレナリンα_1，ヒスタミンH_1などの受容体に対する阻害作用の強さは副作用の特徴を示している．三環系抗うつ薬はさまざまな受容体に対する阻害作用をもち，自律神経系や中枢性の副作用が多い．四環系抗うつ薬ではこのような副作用の軽減が図られているが，抗うつ効果が三環系抗うつ薬に比べ弱い．新世代の抗うつ薬（SSRI，SNRI）では抗うつ効果は三環系抗うつ薬と同程度であるが，三環系抗うつ薬でみられるような副作用はほとんどみられない．しかし，NaSSA ではヒスタミンH_1受容体に対する親和性が高いことから，副作用として体重増加がみられる．

抗うつ薬の特徴

三環系抗うつ薬（tricyclic antidepressants）

▶ 抗うつ薬としてはじめて使用された薬剤であり，現在でも多く使用されている．うつ病に対する改善率は 70〜80％といわれ，効果は高いが抗コリン作用をはじめとした副作用も多いため，慎重な投与が求められる．

▶ 急性期効果は，ノルアドレナリンとセロトニンの再取り込み阻害作用，抗コリン作用と抗ヒスタミン作用による．長期投与後では，ノルアドレナリン β 受容体，セロトニン（5-HT$_2$）受容体のダウンレギュレーションが起こると考えられ，臨床効果の発現時期（服用開始後 2〜3 週間）と密接に関係しているとの説がある．また，効果発現には細胞内シグナル伝達も関与していると考えられており，脳神経由来栄養因子（BDNF）の上昇にも関連している．

▶ 適応と禁忌，薬物動態を表 1-5 に示す．

▶ 副作用としては，末梢性の抗コリン作用による口渇，かすみ目，便秘，排尿障害，頻脈，中枢性の抗コリン作用による記銘力障害，せん妄などがみられる．さらに抗コリン作用とアドレナリン α$_1$受容体遮断作用による立ちくらみや心循環系への副作用として洞性頻脈，上室性頻脈，脚ブロック，PQ，QRS，QT 間隔の延長，ST および T 波の変化などが報告されている．また，悪性症候群の報告もみられる．

▶ 三環系抗うつ薬は大量服用時に致死的な不整脈を生じる可能性があり，イミプラミン換算で 2,000 mg 以上で昏睡，けいれん，心毒性により致死的となる．

▶ イミプラミン（商品名：トフラニール）

特　徴 イミノベンジル系の三環系抗うつ薬．ノルアドレナリン再取り込み阻害が比較的強く，活性代謝物であるデシプラミンではさらに強くなる．抗うつ作用は特徴的であり，意欲や気分の高揚作用が高い．

効　果 抑うつ気分や意欲の低下に有効である．

用　法 1 日 25〜70 mg で開始，1 日 200 mg まで増量可．

副作用 副作用の主な症状として口渇，めまい・ふらつき・立ちくらみなどがみられる．

注意点 鎮静作用や抗不安作用は弱く，かえって焦燥感や異常な興奮を惹起させることがある．そのため，夕方や眠前の投与で睡眠障害（入眠困難，浅眠）を引き起こしやすい．

▶ クロミプラミン（商品名：アナフラニール）

特　徴 イミプラミンのベンゼン核にクロロ基をもつ三環系抗うつ薬．ノルアド

表 1-5　三環系抗うつ薬の適応症と禁忌，薬物動態

一般名 （商品名）	うつ病・うつ状態	遺尿症（昼・夜）	夜尿症	情動脱力発作ナルコレプシーに伴う	緑内障	三環系抗うつ薬過敏症	心筋梗塞の回復初期	QT延長症候群	尿閉	MAO阻害薬投与中	本剤過敏症	最高血中濃度到達時間（時間）	血中濃度半減期（時間）
イミプラミン（トフラニール）	○	○			○	○	○		○	○	○	—	9〜20
アミトリプチリン（トリプタノール）	○		○		○	○	○		○	○	○	—	15.1
トリミプラミン（スルモンチール）	○				○	○	○			○		3.1	24.0
ノルトリプチリン（ノリトレン）	○				○	○	○			○		5.6	26.9
クロミプラミン（アナフラニール）	○	△		△	○	○	○	○	○	○	○	1.5〜4.0	21.0
アモキサピン（アモキサン）	○									○		1.0〜1.5	8（30*）
ロフェプラミン（アンプリット）	○				○	○	○			○		1.0〜2.0	2.7
ドスレピン（プロチアデン）	○				○	○	○			○	○	3.9	11.1

△錠のみ　＊：主要代謝物　8-ヒドロキシアモキサピンの値
MAO 阻害薬（セレギリン，ラサギリン）

レナリン再取り込み阻害作用に比べ，セロトニン再取り込み阻害作用が強い薬剤である．

効　果　抗うつ作用の特徴として，意欲や気分の高揚作用により，抑うつ気分，意欲低下に有効であり，国内での適応はないがセロトニン神経機能の異常と考えられる病態，パニック障害，強迫性障害，摂食障害，慢性疼痛症候群にも使用される．

用　法　1 日 50〜100 mg，1 日 1〜3 回に分服．1 日 225 mg まで増量可．

副作用　主な副作用として口渇，めまい・ふらつき・立ちくらみなど遺尿症が報

告されている.

注意点 点滴静注用製剤は，希死念慮が強く自殺企図を防止しなければならない
など急速な抑うつ状態の改善が望まれるときや，経口投与困難時（消化
器の合併症，拒薬，拒食のため）などに使用される.

▶ アミトリプチリン （商品名：トリプタノール）

特徴 ジベンゾシクロヘプタジエン系の三環系抗うつ薬.

効果 イミプラミンに比較して鎮静作用が強く，不安，緊張，焦燥感の強い患
者に有効である．不安焦燥感の強い高齢者のうつ状態に使われることも
あるが，高齢者では認知障害やせん妄が起こりやすいとの報告があり，
使用に際しては十分注意が必要である.

用法 1日30〜75mgで開始，1日150mgまで増量可.

副作用 特徴的にみられる副作用として，顔・舌部の浮腫，味覚異常，四肢の知
覚異常があり，中枢性の抗コリン作用が強く現れることがある.

▶ ノルトリプチリン （商品名：ノリトレン）

特徴 ジベンゾシクロヘプタジエン系の三環系抗うつ薬で，他の三環系抗うつ
薬よりも心毒性が比較的弱く，アドレナリン α_1 受容体遮断作用による
起立性低血圧がもっとも少ない．抗コリン作用，抗ヒスタミン作用もア
ミトリプチリンなどに比べて軽度である.

効果 抑うつ感の改善よりも精神運動抑制の改善に効果が高く，うつ病に伴う
不眠にも使われる.

用法 1日10〜25mg，1日3回分服（または1日2回）で開始．1日150
mgまで増量可.

相互作用 四環系抗うつ薬マプロチリンとの併用で，心室性頻拍が報告されてい
る．三環系抗うつ薬の中では副作用の点で比較的使いやすい薬剤である.

▶ ロフェプラミン （商品名：アンプリット）

特徴 イミノベンジル系の三環系抗うつ薬で，セロトニン再取り込み阻害に比
較してノルアドレナリン再取り込み阻害作用が強い．抗うつ作用の特徴
として，抗不安作用が強いが，不眠や焦躁感が起こることもある.

効果 抗コリン作用が少ないため，鎮静，睡眠障害および筋弛緩・運動失調作
用は弱く，口渇，めまいおよび振戦の出現頻度が低いとの報告がある.
意欲向上と気分高揚作用があるので，高齢者，初老期うつ病にも使用さ
れる.

用法 1日10〜25mg，1日2〜3回分服で開始．1日150mgまで増量可.

▶ **アモキサピン**（商品名：アモキサン）

特　徴	第二世代の三環系抗うつ薬であり，抗ドパミン作用を併せもつ．
効　果	うつ病・うつ状態における行為抑制，不安症状・思考抑制・自殺概念などに対して効果を示すといわれている．
用　法	1日25〜75 mg，1〜数回に分服．1日150 mgまで増量可．
副作用	代謝産物がドパミン阻害作用をもつため，パーキンソン症状やアカシジア（静坐不能），ジスキネジア（異常運動），高プロラクチン血症，乳汁漏出無月経症候群，勃起不能などを起こすことがある．
注意点	第一世代の薬剤と比較して速効性があり，抗コリン性の副作用は少ないが，抗うつ薬の中では比較的けいれんを起しやすい薬剤である．

▶ **ドスレピン**（商品名：プロチアデン）

特　徴	ジベンゾチエピン骨格をもつ，第二世代の三環系抗うつ薬で，セロトニン，ノルアドレナリンに加え，ドパミンの再取り込み抑制作用もある．就寝前の増量投与がより効果的で，服薬アドヒアランスを高めるという報告がある．また安全域が広く，投与量が増大しても副作用の発現頻度にあまり変わりがなく，アミトリプチリンと比較すると抗コリン作用や呼吸，循環器系に及ぼす影響が少ない薬剤である．
効　果	とくに初老期，老年期うつ病に対して有効であり，抑うつ気分の改善に加えて，優れた抗不安効果を示す．
用　法	1日75〜150 mg，1日2〜3回に分服．

四環系抗うつ薬（tetracyclic antidepressants）

▶ 三環系抗うつ薬の抗コリン性およびアドレナリンα_1受容体遮断作用による副作用を軽減した抗うつ薬として開発された．

▶ うつ病・うつ状態に有効とされる．三環系抗うつ薬と比較して副作用の軽減が図られているが，抗うつ効果が三環系抗うつ薬に比べ弱い．

▶ 禁忌，薬物動態を表1-6 に示す．

▶ マプロチリンは他の抗うつ薬に比べてけいれんの惹起作用が強く，ミアンセリンは催眠作用が強い．

抗うつ薬の特徴　**15**

表1-6 四環系抗うつ薬の禁忌項目と薬物動態

一般名（商品名）	禁忌項目					薬物動態	
	緑内障	心筋梗塞の回復初期	尿閉	MAO阻害薬投与中	けいれん性疾患・これらの既往歴	最高血中濃度到達時間（時間）	血中濃度半減期（時間）
マプロチリン（ルジオミール）	○	○	○	○	○	6〜12	46
ミアンセリン（テトラミド）				○		2	18
セチプチリン（テシプール）				○		1〜3	24

MAO阻害薬（セレギリン，ラサギリン）

▶ マプロチリン（商品名：ルジオミール）

特　徴 立体的な構造をもつ，第二世代の四環系抗うつ薬である．ノルアドレナリンの再取り込みを選択的に阻害し，比較的速効性があり，抗コリン性副作用の発生頻度は少ない薬剤である．

効　果 抑うつ気分，不安・焦燥をはじめとして，うつ状態がみられるほとんどの臨床症状において三環系抗うつ薬よりも優れた改善率を示すといわれている．

用　法 1日30〜75 mg，1日2〜3回に分服．または1日1回（夕食後あるいは就寝前）も可．

副作用 発疹やけいれんが他の抗うつ薬より多く，とくにけいれんは投与量を急激に増加したり，高用量を長期間にわたり継続して投与した場合に起こりやすいので注意が必要である．

▶ ミアンセリン（商品名：テトラミド）

特　徴 ピペラジノアゼピン系の四環系抗うつ薬で，シナプス前アドレナリンα_2受容体遮断作用によりノルアドレナリン放出を促進し，受容体への刺激を増加させる．セロトニン（5-HT$_{2A}$）受容体遮断作用も有しており，抗コリン作用は弱いが，抗ヒスタミン作用が強いとされている．

効　果 催眠・鎮静効果が比較的強く，睡眠導入効果をもっている．1日1回投与が可能で，比較的速効性がある．せん妄に対して有効であるという報

告もある.

用　法 1日30 mg 分服で開始, 1日60 mg まで増量可. 1日1回(夕食後あるいは就寝前)も可.

注意点 コントロール不良な糖尿病患者に対しては, 耐糖能の低下がみられるため慎重に投与する必要がある.

▶ セチプチリン (商品名:テシプール)

特　徴 ピペリジン誘導体の四環系抗うつ薬で, シナプス前アドレナリンα_2受容体遮断作用によりシナプス間隙へのノルアドレナリン遊離を促進, 脳内ノルアドレナリンの代謝回転亢進により中枢ノルアドレナリン作動性神経の活動を増強させ, うつ病・うつ状態を改善する.

効　果 ミアンセリンよりも低用量で抑うつ気分, 不安, 焦躁, 意欲低下, 睡眠障害などの各種精神症状や身体症状を改善することが認められている.

用　法 1日3 mg で開始, 1日6 mg まで増量可.

副作用 抗コリン性副作用および心循環器への影響が比較的少ない.

注意点 老年期うつ病の治療にも適しているが, 高齢の患者では血中濃度が高くなる場合があるので注意が必要である.

トリアゾロピリジン系抗うつ薬
(triazolopyridine antidepressants)

▶ セロトニン2受容体拮抗・再取り込み阻害薬(serotonin 2 antagonist/reuptake inhibitor:SARI)である.

▶ 従来(三環系・四環系)の抗うつ薬と異なった構造と薬理作用をもち, 神経賦活作用よりも抗不安・鎮静作用が強い.

▶ SSRI が登場するまでは, 日本国内で使用されている抗うつ薬の中ではセロトニンに対する選択性が高く, ノルアドレナリンに対するよりも, 選択的にセロトニン再取り込み阻害作用を示す薬剤であった.

▶ 抗うつ作用は三環系抗うつ薬より弱い.

▶ トラゾドン (商品名:レスリン, デジレル)

効　果 とくに不安・焦燥, 睡眠障害の強いうつ病・うつ状態に有効とされている.

用　法	1日75〜100 mg，1日1〜数回に分服で開始．1日200 mgまで増量可．
薬物動態	最高血中濃度到達時間は約3〜4時間，血中濃度半減期は約6〜7時間．
副作用	主な副作用として眠気，口渇，集中困難，記銘力低下，まれに持続性勃起などがある．抗コリン性の副作用および心循環器への影響が少なく，安全性に優れているといわれている．

ベンザミド系薬

- ▶ 低用量（〜150 mg）では潰瘍治療作用，中用量（150〜300 mg）では抗うつ作用，高用量（300〜600 mg）では抗精神病作用を有する．
- ▶ 低用量では，前シナプスのドパミン D_2 受容体を遮断し，高用量では後シナプスのドパミン D_2 受容体を遮断する．

▶ スルピリド（商品名：ドグマチール，アビリット）

効　果	うつ症状，食欲低下などに有効である．
用　法	うつ病，うつ状態では1日150〜300 mg，1日3回分服から開始，1日600 mgまで増量可．統合失調症では1日300〜600 mg服用，1日1,200 mgまで増量可．
薬物動態	最高血中濃度到達時間は約2時間，血中濃度半減期は3〜8時間．
副作用	錐体外路症状，高プロラクチン血症に注意する．食欲増加作用がある．

選択的セロトニン再取り込み阻害薬
（selective serotonin reuptake inhibitor：SSRI）

- ▶ SSRIの抗うつ効果そのものは三環系抗うつ薬に比してやや弱いながらも，同等の効果を示すといわれている．効果発現時期も三環系と差はない．一方で口渇，便秘，尿閉，起立性低血圧，体重増加，鎮静，心毒性などの副作用が少なく，安全性の高い抗うつ薬である．

- ▶ 軽症〜中等症のうつ病に対してはその有効性と安全性からSSRIが推奨されている．ただし，メランコリー病像を呈する患者や入院患者のように重症の患者では三環系よりやや効果は劣るといわれている．

- ▶ 一方，長期維持療法で再燃・再発を有意に低下させるという報告がセルトラリン，パロキセチン，フルボキサミンでみられる[3]．

- ▶ SSRI はうつ病以外にも強迫性障害や衝動制御障害，外傷後ストレス障害，境界性パーソナリティ障害，摂食障害などを含めた他の障害にも広く用いられる[4]．

- ▶ SSRI はノルアドレナリンやドパミンの再取り込みに対する作用はなく，セロトニンの再取り込みのみを強く阻害し，アドレナリン，ヒスタミン，アセチルコリン，セロトニンの各受容体に対する作用がほとんどない．

- ▶ うつ病・うつ状態以外に，強迫性障害（フルボキサミン，パロキセチン），社会不安障害（フルボキサミン，パロキセチン，エスシタロプラム），パニック障害（パロキセチン，セルトラリン），外傷後ストレス障害（パロキセチン，セルトラリン）に適応がある．

- ▶ 禁忌，薬物動態を表 1-7 に示す

- ▶ もっとも多い副作用は消化器障害（嘔気，下痢，食欲低下）である．他にも不安感，焦燥感，不眠，頭痛，性機能障害（オルガズム遅延や性欲低下）などがあり，とくに消化器障害，不安感，焦燥感，不眠の増悪は治療開始早期にみられる．

- ▶ 振戦もしばしばみられるが用量依存的であり，減量やアドレナリン β 受容体遮断薬の併用により対処可能である．また，錐体外路症状も報告されており，もっとも多かったのはアカシジア（静坐不能）で，パーキンソン症状，ジストニア（筋緊張異常），ジスキネジア（異常運動），遅発性ジスキネジアの順に多いと報告されている[5]．

- ▶ 副作用のために治療が中断することもあり，患者への支持的精神療法やベンゾジアゼピン系抗不安薬の併用などが必要なことがある[6]．

▶ フルボキサミン（商品名：ルボックス，デプロメール）

特　徴 セロトニンの再取り込みを選択的に阻害する．なお，各種神経伝達物質受容体にはほとんど親和性を示さない．セロトニン再取り込み阻害作用は投与後，比較的短時間に起きるが，治療効果の発現にはおおむね 10 日〜2 週間が必要である．

効　果 うつ病およびうつ状態，強迫性障害，社会不安障害に効果があり，セロトニン神経系の機能異常と考えられる病態（強迫性障害，パニック障害，摂食障害，アルコール依存症）に用いられる．強迫性障害患者の治療には，うつ病の場合と比較して，有意に多い処方量と長い治療期間が必要とされている．うつ病およびうつ状態患者における臨床症状改善率は約 60％であり，強迫性障害患者における臨床症状改善率は約 50％とされている．

用　法 1 日 50 mg，1 日 2 回分服で開始．1 日 150 mg まで増量可．

相互作用 肝薬物代謝酵素チトクローム P450（CYP）のうち CYP1A2，CYP2C9，

表 1-7　SSRI の禁忌と薬物動態

一般名（商品名）	禁忌項目						薬物動態	
	MAO阻害薬投与中	本剤過敏症	ピモジド投与中	チザニジン投与中	ラメルテオン投与中	QT延長症候群	最高血中濃度到達時間（時間）	血中濃度半減期（時間）
フルボキサミン（ルボックス，デプロメール）	○	○	○	○	○		4～5	9～14
パロキセチン（パキシル）	○	○					4.6～5.1	14
セルトラリン（ジェイゾロフト）	○	○	○				6.3～8.7	22.5～24.1
エスシタロプラム（レクサプロ）	○	○	○			○	3.8～5.2	24.6～27.7

MAO阻害薬（セレギリン，ラサギリン）

CYP3A4，CYP2D6，CYP2C19 を阻害し，とくに CYP1A2 の阻害作用が強いと考えられるため，これらの肝代謝酵素で代謝を受ける薬剤との併用に際しては，十分注意しなけらばならない．また，CYP2D6 を阻害することにより抗てんかん薬，三環系抗うつ薬，アドレナリンβ遮断薬，テオフィリン，ワルファリンなどの血中濃度を上昇させる．炭酸リチウムとの併用では両薬剤の作用が増強されることがあるので，炭酸リチウムの用量を減量するなど注意して投与する．

副作用　とくに有害な副作用が少なく安全性が比較的高く，身体合併症を有する患者に使用しやすい薬剤である．主な副作用として口渇（7.5%），眠気（9.7%），便秘（5.1%），めまい（2.9%），倦怠感（3.2%），アラニンアミノトランスフェラーゼ（ALT）の上昇（4.4%），アスパラギン酸アミノトランスフェラーゼ（AST）の上昇（2.8%）などがみられる．また，嘔気（11.8%）の頻度が高い薬剤であるが，多くの場合は服用中止または減量することなく，継続して服用するうちに消失するといわれている．ドパミン受容体拮抗薬のドンペリドンやメトクロプラミドなどによる対症療法で症状が消失した例も報告されている．

服薬指導　かみ砕くと苦みや，舌のしびれ感が現れることがあるため，十分な水とともに服用し，かみ砕かないよう説明する．

▶ パロキセチン（商品名：パキシル）

特徴 反復経口投与によってセロトニン（$5-HT_{2C}$）受容体のダウンレギュレーションを誘発し，抗うつ作用および抗不安作用を示すと考えられている．各種神経伝達物質受容体にはほとんど親和性を示さない．治療効果の発現には約10日〜2週間が必要である．

効果 うつ病・うつ状態，パニック障害，強迫性障害，社会不安障害，外傷後ストレス障害が承認されている．パニック障害に対して，フルボキサミンより長期，短期の効果，予期不安などには優れているとの報告がある．摂食障害，月経前症候群，アルコール依存症の抗うつ，抑うつを伴うパーソナリティ障害，全般性不安障害，慢性頭痛に対しても有効との報告がある．

用法 うつ病・うつ状態では1日1回20〜40 mg（夕食後）を服用．初回は10〜20 mgから開始，1週ごとに10 mg増量し，1日40 mgまで増量可．パニック障害では1日1回10 mg（夕食後）で開始，1日30 mgまで増量可．

薬物動態 グルクロン酸抱合体，硫酸抱合体となって排泄される．

相互作用 CYP2D6阻害により，主にCYP2D6で代謝されるリスペリドン，ペルフェナジンなどのフェノチアジン系抗精神病薬，アミトリプチリンなどの三環系抗うつ薬，ナトリウムチャネル遮断薬のプロパフェノン，フレカイニド，アドレナリンβ受容体遮断薬のチモロール，メトプロロールなどの血中濃度を上昇させ，作用が増強される．

副作用 主な副作用として嘔吐（14.3%），口渇（9.2%），傾眠（13.1%），めまい（6%），ALTの上昇（7.1%），γ-GTPの上昇（4.8%）がみられたことが報告されている．

服薬指導 SSRIの治療過程では投与開始後2週間ぐらいにわたって不安発作の頻度が増加することが多いため，患者への説明を十分する必要がある．

▶ セルトラリン（商品名：ジェイゾロフト）

特徴 セロトニンの再取り込みを選択的かつ強力に阻害し，抗うつ作用および抗不安・パニック障害作用を有している．効果の発現までに2〜4週間程度要する．

効果 1日1回投与によりうつ病・うつ状態およびパニック障害，外傷後ストレス障害に有効性があり，日本ではじめて再燃抑制効果が示された抗うつ薬である．

用法 1日1回25 mgから開始，1日100 mgまで増量可．

相互作用 CYPに対する影響が少なく，他剤との相互作用が比較的少ない薬剤である．

抗うつ薬の特徴

| 副作用 | 主な副作用は，嘔気（18.9%），傾眠（15.2%），口内乾燥（9.3%），頭痛（7.8%），下痢（6.4%），浮動性めまい（5.0%）などがみられる. |

| 服薬指導 | 投与量と血漿中濃度に相関性が認められている．SSRIの治療過程では投与開始後2週間にわたって不安発作の頻度が増加することが多いため，患者への説明を十分する必要がある. |

▶ エスシタロプラム（商品名：レクサプロ）

| 特　　徴 | 選択的なセロトニン（5-HT）再取り込み阻害作用を示し，脳内での細胞外5-HT濃度を持続的に上昇させることにより，5-HT神経系を賦活化し抗うつ作用を示すと考えられる. |

| 効　　果 | うつ病・うつ状態，社会不安障害が承認されている. |

| 用　　法 | 1日1回10 mgを夕食後に経口投与する．なお，年齢・症状により適宜増減するが，増量は1週間以上の間隔をあけて行い，1日最高用量は20 mgを超えないこととする. |

| 薬物動態 | 肝臓で代謝を受けた後，そのまま，あるいはグルクロン酸抱合体として尿中に排泄される. |

| 相互作用 | 主に肝代謝酵素CYP2C19で代謝され，CYP2D6およびCYP3A4も代謝に関与しているため，オメプラゾール，ランソプラゾール，チクロピジンとの併用（CYP2C19の阻害）で血中濃度が上昇し，フェノチアジン系抗精神病薬，リスペリドン，ハロペリドール，三環系抗うつ薬，ドネペジルとの併用（CYP2D6の阻害）で，これらの併用薬剤の血中濃度が上昇する．また，カルバマゼピン，フェニトンなどとの併用（CYP3A4の誘導）で血中濃度が低下する. |

| 副作用 | 主なものは傾眠，悪心などである．また，重大な副作用としてQT延長がある. |

| 服薬指導 | 著明な徐脈などの不整脈またはその既往歴のある患者，QT延長を起こすことが知られている薬剤を投与中の患者では注意が必要である．不安，イライラ感，興奮などの症状が現れたら医師に相談するように伝える. |

セロトニン・ノルアドレナリン再取り込み阻害薬（serotonin-noradrenaline reuptake inhibitor：SNRI）

▶ 神経終末でのセロトニンおよびノルアドレナリン再取り込み部位に選択的に結合し，シナプス間隙のセロトニンとノルアドレナリンの濃度をバランスよく増加させることで抗うつ効果を示す．各種神経伝達物質受容体にはほとんど親和性を示さない．

▶ 禁忌，薬物動態を表 1-8 に示す．

▶ SNRI は強力なセロトニンとノルアドレナリンの再取り込み阻害作用をもち，抗うつ作用は三環系抗うつ薬と同等であり，イミプラミンに勝るとも劣らないといわれている．また，効果の発現時間が比較的短く（1～2 週間），一方で，三環系抗うつ薬のような抗コリン作用，抗アドレナリン作用，抗ヒスタミン作用などの副作用と関連する作用をほとんどもっておらず，安全性の高い薬剤であるといわれている．

▶ 特徴的な副作用として頭痛，口渇，排尿障害，血圧上昇などが報告されているが，SSRIの特徴的な副作用である嘔気・嘔吐などの消化器症状は少ないといわれている．

表 1-8　SNRI の禁忌と薬物動態

一般名（商品名）	禁忌項目						薬物動態	
	MAO阻害薬投与中	本剤過敏症	高度の肝障害	高度の腎障害	尿閉	コントロール不良の閉塞隅角緑内障	最高血中濃度到達時間（約時間）	血中半減期（約時間）
ミルナシプラン（トレドミン）	○	○			○		2.0～2.6（高齢者 3.0）	7.9～8.2（高齢者 9.2）
デュロキセチン（サインバルタ）	○	○	○	○		○	6.9～7.8	10.6～15.3
ベンラファキシン（イフェクサー SR）	○	○	○	○			8.0～10.0（ODV）	9.3～12.3（ODV）

ODV：O-脱メチルベンラファキシン（薬理活性をもつベンラファキシンの主代謝物）
MAO 阻害薬（セレギリン，ラサギリン）

抗うつ薬の特徴

▶ ミルナシプラン（商品名：トレドミン）

特　徴 各種の神経伝達物質受容体に対する親和性がほとんど認められないため，副作用が少なく，心毒性もきわめて弱い薬剤であるといわれている．そのため，身体合併症のある患者に使用しやすい薬剤である．治療効果の発現におおむね 10 日〜2 週間が必要である．

効　果 うつ病・うつ状態．

用　法 1 日 25 mg で開始，1 日 100 mg まで増量可．

薬物動態 未変化体と代謝物は投与後 48 時間までに約 85％が尿中に排泄される．

相互作用 アルコール，中枢神経抑制薬（バルビツール酸誘導体など）との併用で作用が増強される．降圧薬（クロニジンなど）との併用で降圧薬の作用が減弱する可能性がある．アドレナリン，ノルアドレナリンとの併用で血圧が上昇する可能性がある．

副作用 特徴的な副作用としては，頭痛，嘔気，口渇，便秘，傾眠，排尿障害，血圧上昇などがあるが，SSRI の特徴的な副作用である嘔気・嘔吐などの消化器症状は少ないといわれている．臨床検査値の異常変動は AST，ALT，γ-GTP，トリグリセリドの上昇がみられる．

服薬指導 空腹時に服用すると嘔気，嘔吐が強く出現する恐れがあるので，空腹時の服用は避けなければならない．

▶ デュロキセチン（商品名：サインバルタ）

特　徴 他の SNRI に比べセロトニン，ノルアドレナリンの再取り込み作用の力価が高い．

効　果 うつ病・うつ状態，糖尿病性神経障害，線維筋痛症，慢性腰痛，変形性関節症に伴う疼痛．

用　法 うつ病・うつ状態には 1 日 1 回朝食後 40 mg を経口投与する．1 日 20 mg より開始し，1 週間以上の間隔をあけて 1 日用量として 20 mg ずつ増量する．1 日 60 mg まで増量することができる．

相互作用 ピモジドとの併用で QT 延長，心室性不整脈 (Torsades de pointes を含む) などの心血管系副作用が発現することがある．アルコール，中枢神経抑制薬（バルビツール酸誘導体など）との併用で作用が増強される．フルボキサミン，シプロフロキサシン（臨床用量で CYP1A2 阻害活性を有する薬剤）との併用で血中濃度が上昇することがある．

副作用 主なものは，悪心 269 例（36.6％），傾眠 228 例（31.0％），口渇 168 例（22.9％），頭痛 154 例（21.0％），便秘 102 例（13.9％），下痢 87 例(11.8％)，めまい 80 例(10.9％)，トリグリセリド上昇 56 例(7.6％) など．重大な副作用としてセロトニン症候群，悪性症候群，抗利尿ホルモン不適合分泌症候群（SIADH）などがある．

服薬指導 20 mg から開始し，漸増して使用することで副作用の軽減が期待できる．また，アクチベーションシンドロームおよび離脱症状が生じることがあるため，投与初期，中止時には十分注意する．

▶ ベンラファキシン（商品名：イフェクサー SR）

特　徴 低用量では主にセロトニンの再取り込みを阻害し，用量が増加するに従い，ノルアドレナリンの再取り込みを阻害する．ベンラファキシンはCYP2D6 により活性代謝物であるデスベンラファキシンに返還されるが，デスベンラファキシンはベンラファキシンと比較してノルアドレナリンの再取り込みを阻害作用が強い．

効　果 うつ病・うつ状態．

用　法 1 日 37.5 mg を初期用量とし，1 週後より 1 日 75 mg を 1 日 1 回食後に経口投与する．年齢，症状に応じ 1 日 225 mg を超えない範囲で適宜増減するが，増量は 1 週間以上の間隔をあけて 1 日用量として 75 mg ずつ行う．

相互作用 アルコール，炭酸リチウム，SSRI，他の SNRI との併用で作用が増強される可能性がある．アスピリンなどの非ステロイド系抗炎症薬，ワルファリンなどの抗凝固薬との併用で出血傾向が増強する可能性がある．リスペリドンの血中濃度が上昇する可能性がある．

副作用 主な副作用は，悪心（33.5％），腹部不快感（腹痛，膨満，便秘など）（27.2％），傾眠（26.9％），浮動性めまい（24.4％），口内乾燥（24.3％），頭痛（19.3％）などがある．重大な副作用としてセロトニン症候群，悪性症候群，抗利尿ホルモン不適合分泌症候群（SIADH），QT 延長，心室頻拍，心室細動などがある．

服薬指導 1 日 1 回食後に服用するが，夕食後の服用で不眠がみられることがあり，その場合は，朝に服用するようにする．急激な中止で離脱症状が生じることがあり，注意が必要である．また，本剤は徐放性製剤であるため，カプセルの内容物を砕いたりすりつぶしたりせず，そのまま噛まずに服用する．

抗うつ薬の特徴　**25**

ノルアドレナリン作動性・特異的セロトニン作動性抗うつ薬

（Noradrenergic and Specific Serotonergic Antidepressant：NaSSA）

▶ シナプス前 α_2-自己受容体とヘテロ受容体に対してアンタゴニストとして作用し、ノルアドレナリンとセロトニン（5-HT）の神経伝達を増強する。また、5-HT$_2$受容体と 5-HT$_3$受容体を遮断する作用があるため、抗うつ作用に関連する 5-HT$_{1A}$受容体のみを特異的に活性化することによって抗うつ効果を発揮する。ドパミンを増加させるとの報告もあり、うつ病の残遺症状にも有効な可能性がある。

▶ MAO 阻害薬（セレギリン、ラサギリン）を投与中あるいは投与中止後 2 週間以内の患者には禁忌である。

▶ 特徴的な副作用として傾眠、口渇、便秘、体重増加などがある。

▶ 5-HT$_2$受容体と 5-HT$_3$受容体の遮断作用をもつため、SSRI と比較して嘔気・嘔吐、性機能障害などの副作用が少ない。一方、H$_1$受容体遮断作用が強いため鎮静系の副作用があり、睡眠障害の改善に優れる。

▶ ミルタザピン（商品名：レメロン、リフレックス）

用　法	1 日 15 mg を初期用量とし、15〜30 mg を 1 日 1 回就寝前に経口投与する。なお、年齢、症状に応じ 1 日 45 mg を超えない範囲で適宜増減するが、増量は 1 週間以上の間隔をあけて 1 日用量として 15 mg ずつ行う。
効　果	うつ病・うつ状態。
薬物動態	最高血中濃度到達時間は 1.0〜1.79 時間、血中濃度半減期は 16.7〜19.1 時間。
相互作用	本剤は主として肝代謝酵素 CYP1A2、CYP2D6 および CYP3A4 により代謝される。フルボキサミン、HIV プロテアーゼ阻害剤、アゾール系抗真菌薬（ケトコナゾールなど）、エリスロマイシンなどの併用で血中濃度が上昇する可能性がある。カルバマゼピン、フェニトイン、リファンピシンなどとの併用で血中濃度が低下する可能性がある。
副作用	主なものは傾眠 165 例（50.0%）、口渇 68 例（20.6%）、倦怠感 50 例（15.2%）、便秘 42 例（12.7%）、アラニン・アミノトランスフェラーゼ増加 41 例（12.4%）など、重大な副作用としては、セロトニン症候群、無顆粒球症、好中球減少症、けいれん、QT 延長などである。
服薬指導	投与初期にめまい、ふらつきなどが現れることがあるため注意が必要である。

安心して抗うつ薬を使うには

うつ病性障害（うつ状態とうつ病）とは

a）症状と診断

　　うつ状態（抑うつ状態）とは，一般的に気持ちが落ち込んでいる状態を示している（表1-9）．これに対し，うつ病とはうつ状態を中心として，①興味・睡眠・食欲・性欲などの欲求が鈍る場合，②注意の持続ができない，歪曲した考え方をもつ，希死念慮などで集中力・認知力に障害が及ぶ場合，③自殺など衝動性のコントロールが困難になる場合に，結果として生活に支障をきたしている状態をいう．うつ病の診断基準としてはICD-11（International Classification of Diseases），DSM-5（Diagnostic and Statistical Manual of Mental Disorders）などがあり，また，うつ病の診断の補助としてHAM-D（Hamilton Rating Scale for Depression），SDS（Self-rating Depression Scale）などの評価尺度が利用されている[7]．うつ病の原因はさまざまであるが，うつ病の本態は現在，脳における神経伝達物質の活性の低下であると考えられている．

b）治　療

　　うつ病は治療を行わなくても寛解することがあるといわれている．しかし，うつ病は慢性化する可能性が高く，遷延化してしまうと治療が困難になってしまう．また，本人の苦痛や自殺念慮などが生じる可能性があるため，積極的に治療するべきである．治療は薬物療法が中心となる．さらに薬物療法に加え，精神療法（対人関係療法，認知行動療法，支持的精神療法，集団療法）や家族療法が組み合わされる．

　　また，薬物療法に反応せず，治療抵抗性で抑制や希死念慮が強い場合に

表1-9　うつ状態

• 抑うつ気分	• 集中や決断力の低下
• 興味や喜びを感じない	• 死にたくなる
• 食欲減退や増加（体重減少および増加）	• とくに朝ゆううつ
• 不眠（過眠）	• 体の痛み
• 言動に焦りがあり，極端に遅くなったりする	• 性欲減退
• やる気が起きず，疲れやすくなる	• 食欲減退
• 自分を否定的に評価する	

は電気けいれん療法（ECT）が行われることがある．現在は全身麻酔下で筋弛緩薬を併用し，安全性の高い無けいれん電撃療法が可能となっている．

コラム　　電気けいれん療法（ECT）

　　電気けいれん療法（electroconvulsive therapy：ECT）は頭部の運動領に100 V前後の交流を数秒間通電し，てんかん大発作様のけいれんを起こして精神症状を改善する治療法である．現在では麻酔科医の管理のもと，静脈麻酔を行い，筋弛緩薬を投与し，身体けいれんを抑制しつつ，頭部への電気刺激により全般性強直間代発作を惹起する無けいれん電撃療法（modified electroconvulsive therapy：m-ECT）が可能になっている．また，ECTの施行にはインフォームド・コンセントが必要で慎重な対応が望まれている．

ECT の適応条件

①希死念慮，身体衰弱などのために迅速に症状を改善しないと生命的危機がある
②他の治療法の危険性がECTの危険性より高い
③以前のエピソードで他の治療法に対する反応が不良で，ECTに対する反応が良好であることが判明している
④患者自身の希望
⑤他の治療法の失敗

［天谷太郎，町山幸輝：無けいれん電撃療法．KEY WORD 1997-'98 精神，松下正明ほか（編），先端医学社，p244-245，1997］

c）予　後

　　うつ病は70%が寛解状態になるが，30%は慢性化し，全体の10%が治療抵抗性となるといわれている．また，寛解状態となってもその80%が再発を繰り返すといわれ，1回のうつ病エピソードが寛解となっても，最低6ヵ月は薬物療法の継続が必要である．また予後でもっとも重要なことは，うつ病患者の75%以上が自殺念慮を抱いており，うち15%は自殺を企てるということである[8]．

抗うつ薬の使い方

　　抗うつ薬は表1-10[9]の特徴をもとに，症状と身体状況を考慮し臨床症状からⅠ～Ⅳ群に分け使用されることもある．また，表1-4に示した副作用に注意して使用することが重要である．

28　　抗うつ薬

表 1-10　症状と薬剤の副作用を考慮した抗うつ薬の選択

	臨床像	適切な薬剤のタイプ	身体の状況（副作用を考慮）	抗うつ薬
I群	抑うつ気分，悲哀感，絶望，落胆	抑うつ気分を解消させる抗うつ薬	身体的に健康な成人，症状が重篤	イミプラミン，アモキサピン，クロミプラミン，ドスレピン
			高齢者，身体合併症，低体重	フルボキサミン，マプロチリン，パロキセチン，セルトラリン，エスタシロプラム，デュロキセチン，ベンラファキシン，ミリタザピン
II群	不安，焦燥，取り越し苦労，内的不穏	鎮静，不安軽減作用のある抗うつ薬	身体的に健康な成人	アミトリプチリン，トリミプラミン，クロミプラミン
			高齢者，身体合併症，身体虚弱	パロキセチン，ミアンセリン，セチプチリン，トラゾドン，ミルタザピン
III群	意欲の欠如，抑制，無感動	意欲回復作用のある抗うつ薬	高齢者では少量より漸増	ミルナシプラン，アモキサピン，ノルトリプチリン，デュロキセチン，ベンラファキシン，ミリタザピン
IV群	身体的訴えと自律神経系の障害が主で，抑うつ状態は目立たない（仮面うつ病）	なるべく広い作用プロフィールをもつ抗うつ薬	いずれも副作用は少ない	フルボキサミン，パロキセチン，ミルナシプラン，ロフェプラミン，セチプチリン，ミアンセリン，トラゾドン，マプロチリン，デュロキセチン，ベンラファキシン，ミリタザピン，セルトラリン，エスタシロプラム

［田中克俊，上島国利：精神科治療 **17**：1005-1011，2002 をもとに作成］

a）うつ病の治療スケジュール（図 1-3）

　うつ病の治療には，最初の適切な診断と薬剤の選択が重要である．抗うつ薬は選択した薬剤を慎重に低用量から導入するが，副作用に注意しながら徐々に増量する．薬剤の有効性は，十分な用量を十分な期間投与してから評価する．効果が十分に発揮できない低用量を漫然と投与することは，うつ病の回復を遅延させる恐れがあるので注意が必要である．

　睡眠や食欲の障害は 1～2 週間くらいで改善するが，十分な抗うつ効果が得られるまでには 3～4 週間かかる．したがって，3～4 週間使用して効果が得られない場合には他の薬剤に変更することも検討する．また，第 2 世代（非定型）抗精神病薬や炭酸リチウムによる増強療法を行う．

安心して抗うつ薬を使うには

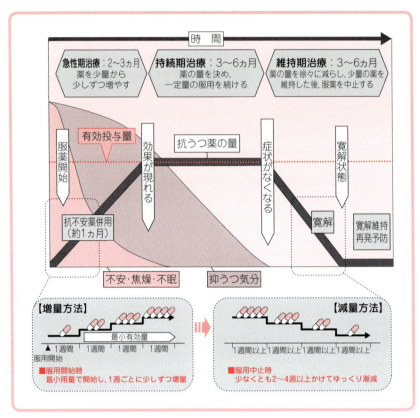

図1-3 うつ病の治療スケジュール（合併症がない場合）
[田辺三菱製薬株式会社ホームページ：心にはたらく薬（https://medical.mt-pharma.co.jp/learning/mind/cocoro-w）（2019年2月26日閲覧）より許諾を得て一部を改変して掲載］

b）抗うつ薬の止め方
①中止後に発現する症状（離脱症状）に注意する

　抗うつ薬の投与を中止する際には，中止後の発現症状（離脱症状）を念頭におかなければならない．セロトニン作動性離脱やコリン作動性離脱がありその症状は多彩で，他の向精神薬による同様の離脱症状と同様である（表1-11）．本来，患者がもっていたうつ病の症状再燃，あるいは抗うつ薬を切り替えた場合はその薬の副作用である可能性もある．鑑別が非常にむずかしく，時間経過も考慮しながら判断する必要がある．

　離脱症状は，用量の減量あるいは完全に断薬した離脱時に生じる可能性

表 1-11　抗うつ薬の離脱症状

消化器症状	吐き気/嘔吐
全身症状	疲労感，頭痛，発汗，筋肉痛などインフルエンザ様症状
精神症状	不安，焦燥，筋緊張，神経過敏，抑うつ，イライラ感
睡眠障害	不眠，悪夢
運動障害	不安定歩行，口や舌の異常運動，アカシジア
その他	めまい（クラクラする），異常知覚（ヒリヒリ感，焼けるような，電気でビリビリした感じ）

があり，各薬剤の消失半減期および患者の代謝により異なる．半減期の短いセロトニン再取り込み阻害作用をもつ薬に多く，SSRI であるパロキセチンがもっとも多い．また，SNRI であるベンラファキシンにも多いといわれている．平均発症日数は 2 日後，平均症状日数は 5 日間で出現率は Fluoxetine（日本未承認）で 9〜14％，パロキセチンで 50〜66％，セルトラリンで 60％との報告がある．SSRI の離脱症状に関しての国内における症例報告では，パロキセチン 10 mg の中止により 3〜4 日後より衝動性，易刺激性，激越などが出現したとの報告がある．ランダム化比較試験（RCT）の結果をまとめた報告からは①中断前の服薬期間が最低でも 8 週間と長い，②3〜8 日の断薬期間でも退薬症候群が起こる，③パロキセチンでの発現頻度が高いとされている．また，SNRI の投与中にセロトニン症候群が疑われた症例において，中止後に離脱症状が生じた症例報告もある[10]．

②中止のしかた（パロキセチンの場合）

　抗うつ薬投与の基本は漸増・漸減である．最終用量は最低臨床用量（パロキセチンは 20 mg/日），通常の中止時最終用量は 5〜10 mg/日，推奨される漸減速度は 5〜7 日ごとに 10 mg/日減量する．ゆっくりと漸減している場合でも中止後発現症状が認められる場合があるが，このような場合にはもとの用量に戻した後に，再度さらにゆっくりと漸減する．薬剤の有効性が認められず，他剤に切り替える際には，それぞれの薬剤を漸減，漸増する[10]．

安心して抗うつ薬を使うには　　**31**

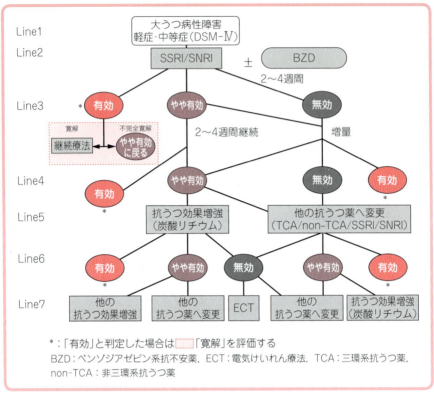

図1-4 大うつ病性障害（軽症・中等症）に対する治療アルゴリズム
[精神科薬物療法研究会（編）：気分障害の薬物治療アルゴリズム，本橋伸高（責任編集），p27，じほう，2003より引用]

c) 重症度別の薬物療法（図1-4[11]，1-5[12]）
（抗うつ薬の使い分け，切り替え方を含む）
①軽症うつ病の薬物療法

軽症うつ病の第一次選択薬はSSRIやSNRIであるが，気分安定薬（炭酸リチウム）が単独または増強療法として併用で用いられることもある．SSRI，SNRI，NaSSAの抗うつ効果と服用の続けやすさを図1-6[13]に示す．

②中等症〜重症うつ病の薬物療法

三環系抗うつ薬が第一選択薬となるが，より副作用の少ないSSRIやSNRIが選択されることが多くなっている．しかし，入院が必要なケース

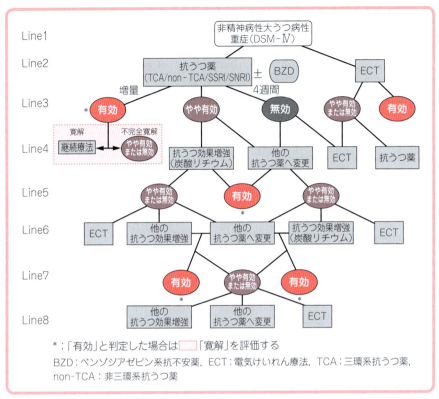

図 1-5　大うつ病性障害(重症)に対する治療アルゴリズム
[精神科薬物療法研究会(編):気分障害の薬物治療アルゴリズム,本橋伸高(責任編集),p39,じほう,2003 より引用]

では三環系抗うつ薬をはじめから用い,不安感や焦燥感,不眠などの症状が強い場合は抗不安薬や睡眠薬,または抗精神病薬を併用する.さらに他の抗うつ薬へのスイッチングが推奨されており,SSRI を SNRI に,SSRI を他の SSRI に変更することが推奨されている[14].スイッチングの際は,離脱症候群に注意が必要なため,前薬剤を中止して新たな薬剤に変更するのではなく,徐々に減量(漸減)し,等価換算量(表 1-1)を参考として新たな薬剤の投与量を決め,切り替えていく.

③難治性うつ病の薬物療法

三環系・四環系抗うつ薬,SSRI,SNRI に反応しないうつ病が約 10%あ

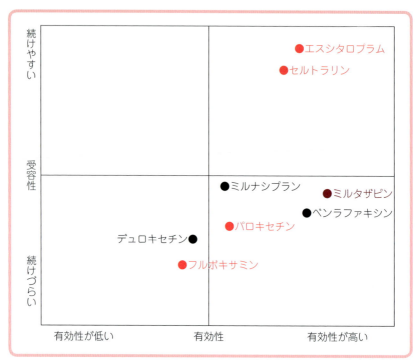

図 1-6 抗うつ効果と服用の続けやすさ
[Patrick G, Combs G, et al：J Fam Pract **58**：365-369, 2009 をもとに作成]

るといわれており，それらは抗うつ薬治療抵抗性であると推定されている．この場合，気分安定薬（炭酸リチウム）や非定型抗精神病薬などが併用される．

d）抗うつ薬と気分安定薬の併用

これまで臨床に導入された多くの抗うつ薬の有効率は，作用機序にかかわらず60〜70％であり，治療抵抗性のうつ病に対して気分安定薬を併用すると抗うつ効果が増強されることから，効力増強療法（augmentation）が行われる．炭酸リチウムの追加投与により，数日〜1週間以内に症状の改善がみられる症例もある．炭酸リチウムはセロトニンの機能を亢進させるとともに，抗うつ薬のセロトニン機能を高めるといわれている（有効率30〜50％）．炭酸リチウムの併用効果のメカニズムとしては，①抗うつ薬

によりセロトニンのシナプス後受容体の感受性が高まっているところへ，炭酸リチウムによるセロトニン遊離促進作用が働く，②セロトニンの前駆物質のL-トリプトファンによる血漿プロラクチンの増加が，炭酸リチウムによって増大されることでセロトニンの作用が増強される，などの推測がある[15].

e）抗うつ薬と非定型抗精神病薬の併用

治療抵抗性うつ病に対して行われる増強療法のエビデンスグレードは，現在，抗うつ薬と非定型抗精神病薬の併用がもっとも推奨されており，ミルタザピン，ミアンセリンなどの推奨度も高く，炭酸リチウムの推奨度を上回っている[14].

f）抗うつ薬とベンゾジアゼピン系抗不安薬の併用

ベンゾジアゼピン系抗不安薬と抗うつ薬の併用は，不安の著しく強いうつ病患者やパニック障害患者で行われる．併用することで，主観的な有害作用の軽減と不眠や不安を急速に改善し，アドヒアランスが向上する効果がある．一方で，併用は過鎮静や認知障害，大量服用による死亡の可能性もあり注意も必要である．また，大うつ病では抗うつ薬を単剤で使用するより，ベンゾジアゼピン系抗不安薬を併用するほうが脱落率は少なく，4週目時点での症状改善も大きい．しかし8週目時点では差がないため，漫然とベンゾジアゼピン系抗不安薬を投与し続けることは好ましくないとされている[16].

g）SSRIとの併用

①SSRIとタンドスピロンの併用

フルボキサミンで効果が不十分であったうつ病患者にセロトニン（5-HT$_{1A}$）受容体作動薬であるタンドスピロンを追加併用し，寛解に達した症例報告がある[17].

②SSRIと葉酸の併用

Fluoxetine（国内未発売）と葉酸の併用による抗うつ効果の増強が報告されている[18].

抗うつ薬を安全に服用するために

効果よりも先に副作用が前景に出てしまうことが多いため，副作用に関する説明を十分に行う必要がある．睡眠や食欲の障害は1～2週間くらい

で改善するが，抗うつ効果が得られるまでには 3～4 週間かかり，おおむね服用は 6 ヵ月以上を想定して治療を開始することなどを説明しておく．また，抗うつ薬を投与した 24 歳以下の患者で，自殺念慮，自殺企図のリスクが増加するとの報告があるため，抗うつ薬の投与にあたっては，その利点と危険性を考慮する．

オフラベルであるが，パニック障害では三環系抗うつ薬を開始したときの副作用に敏感であるため，低用量で開始し，少しずつ増量していく．患者が安定するまでベンゾジアゼピン系薬を併用することもある．1 度にまとめて服用しないように注意を払う必要があるが，鎮静作用の強い薬剤は就寝前 1 回の投薬を行ってもよい．

血液検査，生化学検査はルーチンに行わなければならない．とくに 40 歳以上の女性，30 歳以上の男性では重要で，心電図はすべての患者で行う．治療効果が得られるまでは，心電図や血圧のモニターを行いながら最高用量まで増量する．

a）大量服用時の対処法

胃洗浄，催吐，強制利尿（透析はあまり役立たない），心電図モニターを行い，血液 pH を 7.5 に保ち，けいれんにはジアゼパムの静注を行う．三環系抗うつ薬の大量服用時にはナトリウムチャネル遮断薬のプロカインアミド，ジソピラミド，キニジン，アドレナリンβ受容体遮断薬は禁忌である．1 g 以上で中毒，2 g 以上で死亡する．

b）注意が必要な相互作用

MAO 阻害薬との併用で両薬剤の作用が増強され，セロトニン症候群発症の可能性がある．MAO 阻害薬以外には，炭酸リチウム，L-トリプトファン，麻薬性鎮痛薬なども注意が必要である．MAO 阻害薬の中止後に SSRI を投与する場合は 2 週間以上の間隔をあけ，SSRI から MAO 阻害薬に切り替える場合も 1 週間以上の間隔をあけることが必要である．シサプリドとの併用で QT 延長，心室性不整脈などの発症の可能性があり，これらの薬剤との併用は禁忌となっている．また，炭酸リチウムとの併用で両薬剤の作用が増強される．抗てんかん薬，三環系抗うつ薬，ベンゾジアゼピン系薬，アドレナリンβ受容体遮断薬，シクロスポリン，ワルファリンの血中濃度を上昇させる．また，キサンチン系気管支拡張薬のクリアランスを低下させる．

c）注意すべき重篤な副作用

　抗うつ薬による重篤な副作用としては，三環系抗うつ薬による心毒性がもっとも注意すべきものである．悪性症候群の報告もあり，抗うつ薬の薬理的特徴からセロトニン症候群は共通の副作用として注意が必要である．

①心血管系副作用

　洞性頻脈，上室性頻脈，心室性頻脈，脚ブロック，心電図のPR，QRS，QTcまたはQT間隔の延長，ST，およびT波の変化などが報告されている．これは抗うつ薬によるキニジン様作用，抗コリン作用，あるいはアドレナリンα_1受容体遮断作用などによるものであると考えられている．用量依存性に生じてくるものとして，頻脈，心室伝導の延長（PR，QRS，QTc間隔の延長）などがある．三環系抗うつ薬がもっとも心血管系の副作用が多く，四環系やSSRI，SNRIでは少なくなっているが，エスシタロプラム（レクサプロ）ではQT延長に注意が必要である．

　臨床症状：心伝導障害では，初期症状として不整脈（動悸，不安感，呼吸困難，苦悶，意識障害など），低血圧などがみられるので，これらに注意する．

②悪性症候群

　悪性症候群とは向精神薬（とくに抗精神病薬）の服用中に，発熱，錐体外路症状，自律神経症状，意識障害などを生じるもっとも重篤な副作用である．最近では抗精神病薬だけではなく，抗パーキンソン病薬の減量・中断，抗うつ薬や制吐薬の投与によっても悪性症候群類似の症状を呈することが報告されており，けっしてまれな疾患ではない．

　悪性症候群は，予防，早期発見，早期治療が推奨され，現在では死亡率も約4％と低くなってきている．発生率は抗精神病薬による治療を行っている患者の約0.1〜0.2％である．好発年齢，性差，季節，薬物による明らかな差は認められないが，高力価の抗精神病薬の投与開始時や薬剤増量時，抗パーキンソン病薬や抗不安薬の減量・中止時に身体的疲労や脱水，精神症状の増悪などが重なった場合に発症することが多いといわれている．

　臨床症状：抗精神病薬服用中の発熱，意識障害，錐体外路症状，自律神経症状で，多くの場合は抗精神病薬の投与開始後数時間〜2週間以内に発症し（早発型），1ヵ月を超える発症（遅発型）は5％以下と少ない．発熱は38℃以上で解熱薬には反応せず，意識変容などの意識障害，筋強剛や振

安心して抗うつ薬を使うには　　**37**

表 1-12　Caroff らによる悪性症候群の診断基準

下記の診断基準の 1～5 を満たす
1. 発症前 7 日以内の抗精神病薬の使用の既往
　　（持続性抗精神病薬の場合，発症の 2～4 週前の使用の既往）
2. 高熱：38℃以上
3. 筋強剛
4. 以下のうち 5 項目
　　• 意識障害
　　• 頻脈
　　• 呼吸促進あるいは低酸素症
　　• 発汗あるいは流涎
　　• 振戦
　　• 尿失禁
　　• CPK（クレアチンホスホキナーゼ）の上昇あるいはミオグロビン尿
　　• 白血球増加
　　• 代謝性アシドーシス
5. 他の薬物性，全身性，精神神経疾患の除外

[Caroff SN, Mann SC：Med Clin North Am **77**：185-202, 1993 より和訳]

戦などの錐体外路症状，発汗，頻脈，血圧異常，流涎，尿閉などの自律神経症状がみられる（**表 1-12**）[19].

　　検査所見：悪性症候群が疑われる場合の検査所見としては，クレアチンホスホキナーゼ（CPK），AST，ALT，乳酸脱水素酵素（LDH），白血球数の上昇，代謝性アシドーシス，ミオグロビン尿などがある．悪性症候群を疑う場合の検査項目と CPK，ミオグロビンの正常値を**表 1-13**[20～22]に示す.

③セロトニン症候群

　　セロトニン症候群は医原性の疾患で，単独で発症する危険性はないといわれている.

　　臨床症状：臨床症状と診断基準を**表 1-14**[23,24]に示す．SSRI 以外のセロトニン作動薬でも発症し，とくに他剤との併用により出現することが多い．一般に予後はよく，数日で改善する例が多いが，ときに致死的な症例も報告されている.

　　原因薬剤の中止と補液・体温冷却などの保存的治療が第一であり，薬物治療としてはシプロヘプタジン，プロプラノロールなどのセロトニン拮抗薬が有効といわれている．精神症状やミオクローヌスに対してはジアゼパ

表 1-13　悪性症候群を疑う場合の検査項目と CPK，ミオグロビンの正常値

バイタルサイン
●血圧，脈拍，体温，呼吸，意識レベル

早急に必要とされる検査
●生化学検査：AST，ALT，LDH，CPK（アイソザイムも含む），BUN，クレアチニン，ナトリウム，カリウム，クロライド，カルシウム，アルドラーゼ，CRP，血中ミオグロビン ●血液一般：とくに白血球 ●尿検査：尿中ミオグロビン ●心電図 ●胸部および腹部 X 線

CPK の正常値	CPK アイソザイムの正常値
・男性：25〜180 IU/L ・女性：20〜150 IU/L	・CK-MM（骨格筋型）＞94% ・CK-MB（心筋型）＜4% ・CK-BB（脳型）＜1%

ミオグロビンの正常値
・血中 RIA：50〜60 ng/mL 以下 ・ラテックス凝集比濁法：70 ng/mL 以下 ・尿中：4 ng/mL 以下

BUN：血液尿素窒素，CPK：クレアチニンホスホキナーゼ，CRP：C 反応性タンパク，LDH：乳酸脱水素酵素，RIA：ラジオイムノアッセイ
［原田俊樹：臨床精神医学講座 3：精神分裂病Ⅱ，松下正明（編），中山書店，p194-206，1999／庄司進一：日臨 5（増）：313-315，1999／山成洋，原岡昭一：日臨 5（増）：253-255，1999 をもとに作成］

ム，クロナゼパムが使用され，フェノチアジン系抗精神病薬のクロルプロマジンが有効との報告もある．悪性症候群に用いられるダントロレンが使用されることもあるが，効果にはまだ結論は出ていない．

d）モニタリングが必要な副作用（表 1-15）

うつ病・うつ状態に対する薬物療法では，抗うつ薬，抗不安薬，睡眠薬，気分安定薬などの薬剤が使用される．それぞれの薬剤には注意すべき副作用も多く，そのモニタリングは安全で効果的な薬物療法の実施には欠かせない．

①三環系抗うつ薬の副作用モニタリング

三環系抗うつ薬は服用開始初期に，めまい，ふらつき，口渇，便秘，排

表1-14　セロトニン症候群の臨床症状と診断基準

● 臨床症状 ●	
胃腸管系	腹部けいれん，腹部膨満感，下痢
精神系	躁病様症状，促迫思考，言語突発，気分高揚，不機嫌，錯乱
神経系	細かい振戦，ミオクローヌス，構音障害，協調運動障害
心血管系	頻脈，高血圧
その他	発汗，高血圧，心血管系虚脱による死亡

● 診断基準 ●
次の A），B），C）が満たされるとセロトニン症候群と診断される 　　A）セロトニン作動薬の追加投与や投与量の増加と一致して，次の症状の少なくとも 　　　3つを認める 　　　　①精神症状の変化（錯乱，軽躁状態），②興奮，③ミオクローヌス，④反射亢 　　　　進，⑤発汗，⑥悪寒，⑦振戦，⑧下痢，⑨協調運動障害，⑩発熱 　　B）他の病因（例えば感染，代謝疾患，物質乱用やその離脱）が否定されること 　　C）上記の臨床症状の出現前に抗精神病薬が投与されたり，その用量が増量されてい 　　　ないこと

[Boyer WF, Feighner JP：Selective serotonin reuptake inhibitors, Feigner JP（eds），Wiley, p89-108, 1991／Sternbach H：Am J Psychiatry **148**：705-713, 1991 をもとに作成]

表1-15　うつ病治療に用いる薬剤の副作用モニタリング項目

三環系抗うつ薬	めまい，ふらつき，口渇，便秘，排尿障害，動悸，息切れ，発熱，発汗，筋強剛
四環系抗うつ薬	眠気，けいれん
SARI	めまい，ふらつき，眠気
SSRI	嘔気，嘔吐，食欲不振，発熱，発汗，悪寒，下痢
SNRI	頭痛，口渇，排尿障害
NaSSA	眠気，体重増加
ベンゾジアゼピン系抗不安薬	眠気，イライラ，怒りっぽさ，記憶の欠如
気分安定薬（炭酸リチウム）	嘔気，嘔吐，食欲不振，下痢，脱水
抗精神病薬	錐体外路症状（アカシジアなど），過鎮静，心電図

尿障害などの副作用がその効果に先立って出現する場合が多く，服用の継続に影響を与える．また，動悸や息切れといった症状は心毒性と関連があり，生命予後に影響を与える．したがって，三環系抗うつ薬の服用では，これらの症状を常にモニターすることが必要となる．さらに，三環系抗うつ薬による悪性症候群も報告されているため，感冒様症状が持続し，解熱剤の服用に反応しない発熱，発汗，筋強剛などに注意する（本章「②悪性症候群」p.37 を参照）．

②四環系抗うつ薬の副作用モニタリング

四環系抗うつ薬の副作用モニタリングは三環系に準じるが，眠気やけいれんが生じやすい薬剤もあり，注意が必要となる．

③SARI の副作用モニタリング

SARI の副作用の特徴として，アドレナリンα_1受容体遮断作用による，めまい，ふらつきなどがよくみられる．場合によっては転倒などの危険もある．また，持続性勃起がみられることがあり，注意が必要である．

④SSRI の副作用モニタリング

SSRI ではその作用機序の特徴から，服用開始初期に不安感，焦燥感，不眠，消化器障害（嘔気，下痢，食欲低下），頭痛，性機能障害（オルガズム遅延や性欲低下）などの副作用が報告されている．不安感，焦燥感，不眠の増悪は治療開始早期にみられることがあり，このような副作用のために治療が中断し，服用の継続が困難になってしまうことがある．また，投与開始初期および増量時，炭酸リチウムとの併用時にはセロトニン症候群の初期症状に注視したい．とくに精神状態の変化（錯乱，軽躁状態），興奮，ミオクローヌス，反射亢進，発汗，悪寒，振戦，下痢，協調運動障害，発熱などのモニターが必要となる．

⑤SNRI の副作用モニタリング

SNRI の特徴的な副作用としては，頭痛，口渇，排尿障害などが報告されている．とくに中年以降の男性では，排尿障害のモニターが重要になる．

⑥NaSSA の副作用モニタリング

$5-HT_2$受容体と$5-HT_3$受容体の遮断作用をもつため，SSRI と比較して嘔気・嘔吐，性機能障害などの副作用は少ないが，H_1受容体遮断作用が強いため鎮静系の副作用が目立ち，体重増加にも注意が必要である．

⑦ベンゾジアゼピン系抗不安薬の副作用モニタリング

　もっとも多い副作用は眠気であり，服用者の約10%にみられる．また，1%未満にめまいが，2%未満で運動失調がみられる．臨床的な症状としては，著しい眠気や脱抑制，攻撃性の亢進，認知障害，前向性健忘症などである．

⑧炭酸リチウムの副作用モニタリング

　炭酸リチウムの副作用モニタリングで重要なことは，中毒の初期症状を把握しておくことである．とくに振戦，嘔気・嘔吐，下痢などの消化器症状には注意する（気分安定薬の章「安心して気分安定薬を使うには」表2-3，p.73を参照）．さらに，脱水により中毒症状が引き起こされる危険があるため，注意したい．

　重篤な中毒症状としてはけいれん，意識障害，昏睡などがあるが，これらは前述の初期症状のモニタリングで回避することができる．また，相互作用にも注意が必要で，リチウムの腎臓からの排泄に影響を与える薬剤として，アンジオテンシン変換酵素（ACE）阻害薬，アンジオテンシンⅡ受容体拮抗薬（ARB），利尿薬，非ステロイド抗炎症薬（NSAIDs）などがある．日常生活では，炭酸リチウムの服用中に腰痛などでNSAIDsを投与されたとき，また，風邪で総合感冒薬を服用するときなどで，炭酸リチウムの血中濃度が上昇して中毒症状を起こしてしまうことがあるので十分な注意が必要である．

e）向精神作用をもつ自然食品に注意する

　うつ病の患者では，不安感や抑うつ感が疲労感や不眠といった症状で先行して出現する．そのため，医療機関を受診する前に薬局を訪れ，一般用医薬品（OTC）や自然食品を使用する可能性が高く，向精神作用をもった自然食品を服用している可能性も念頭に置きたい．

　近年，セントジョーンズ・ワート（SJW）をはじめとした向精神作用をもった健康食品が注目を集め，さまざまな製品が販売されている．しかし，SJW は多くの医薬品との相互作用を引き起こすことが判明しており，アミトリプチリンは肝代謝酵素の誘導により血中濃度が低下するが，SSRI，SNRI，NaSSA は相互にセロトニン作用を増強するため，その使用に際しては十分な注意が必要である．また，このような製品は中枢神経に対する作用をもっているため，急激な中止により離脱反応が生じる可能性も危惧

表 1-16　SJW と相互作用が考えられる向精神薬

- フェニトイン
- ゾニサミド
- イミプラミン
- ピモジド
- SSRI（フルボキサミン，パロキセチン，セルトラリン，エスシタロプラム）
- ベンゾジアゼピン系薬
　（アルプラゾラム，ジアゼパム，ミダゾラム，クロナゼパム）

されている．以下に示した自然食品は抗うつ作用や抗不安作用などがあり，抗うつ薬の作用を増強または減弱する可能性があるため注意が必要である．

①セントジョーンズ・ワート（SJW，セイヨウオトギリソウ）

「病院へ行くほどではないが，最近うつ気味である」，「やる気が全然起きない」という症状に勧められているようである．SJW はドイツで軽症～中等症のうつ病に対してもっとも多く処方されている抗うつ薬である．SJW の作用機序はいまだ不明であるが，抗うつ薬と同じように SJW 中のヒペリシンがシナプス終末におけるセロトニンの再取り込みを抑制することによって，抗うつ効果を現わすといわれている．したがって，向精神薬との併用でさまざまな相互作用を引き起こすことが考えられる（表 1-16）．さらに，ヒペリシンと日光の反応によって，皮膚炎を起こしたりする光過敏症の原因になることが報告されているので，SJW の服用中は日光に長時間さらされないように注意する必要がある．妊娠中・授乳中の服用は禁忌となっている．

②GABA（ギャバ：γ-アミノ酪酸）

ギャバは，ヒトなど哺乳動物の体内では脳に多く存在しており，抑制性の神経伝達物質として重要な役割を果している．食品では発芽玄米，味噌，醤油などに多く含まれている．脳の興奮を鎮め，不安の改善作用がある．

③バレリアン（カノコソウ）

オミナエシ科の植物で，バレラノン，バレレナール酸などが含まれており，気分を落ち着かせる作用がある．

④パッションフラワー（トケイソウ）

北アメリカ原産で，世界中に生育，肥沃な日当たりのよい場所に生息し

安心して抗うつ薬を使うには　　**43**

ている．薬に主成分であるフラボノイドビテクシンが含まれており，不眠に用いられる．

⑤メラトニン

メラトニンは脳の松果体という部分から分泌されるホルモンで，夜になり暗くなると産生される．メラトニンを服用することにより，生体リズムが調整され睡眠が誘発されることがわかっている．また，メラトニンは性ホルモンとしての作用をもっているので使用には注意が必要である．医薬品としては，メラトニン作動薬であるラメルテオン（ロゼレム錠）がある．

f）抗うつ薬とアルコール[25]

アルコールの急性摂取はアミトリプチリン，イミプラミン，トラゾドン，ミアンセリンの鎮静作用を増強し，ふらつきや抗コリン作用によると考えられる記銘力障害も増強されたという報告がある．フルボキサミンはアルコールの作用を増強させるとの報告がある．また，慢性摂取では多くの向精神薬の代謝を促進し，薬理作用を減弱させると考えられる．

g）抗うつ薬と自動車の運転[26]

アミトリプチリンは単回投与でも注意力，操舵反応の低下，ブレーキ踏み込み反応時間の延長が他の抗うつ薬に比べて大きいといわれている．2週間連続投与では応答技能，協応動作を含む多くの機能検査において投与7日目まで機能の低下を生じ，自動車運転速度の低下も残存させたという報告がある．また，イミプラミンでも自動車操縦技能の低下が反復投与4日目には回復するといった報告と，7日目までみられたとの報告がある．ロフェプラミンは自動車の運転に有害作用を認めなかったと報告されているが，有害効果を完全には否定できない．ミアンセリン，トラゾドンなども注意機能および精神運動機能の低下が報告されている一方，フルボキサミンでは注意機能やブレーキ踏み込み反応，操舵反応の低下は起こらなかったと報告されている．以上から，抗うつ薬服用による自動車運転への影響は多く，反復投与で消失することもあるが，十分な注意が必要であると考えられる．2016年11月，SNRI*は一定の条件を満たせば服用中でも自動車の運転ができるように使用上の注意が改定された（*：ミルナシプラン，デュロキセチン，ベンラファキシン）．

表 1-17　うつ病・うつ状態を伴いやすい疾患

• パーキンソン病	• 胃潰瘍	• 認知症
• てんかん	• 脳血管障害	• 水頭症
• 片頭痛	• ハンチントン病	• 睡眠時無呼吸症候群
• 外傷	• 多発性硬化症	• 副腎疾患（クッシング病，アジソン病）
• 月経に関連したもの	• 糖尿病	• 甲状腺疾患
• 産褥	• 副甲状腺疾患	• 肺炎
• 結核	• HIV	• 全身性エリテマトーデス
• 悪性腫瘍	• 関節リウマチ	• ポルフィリン症
• 尿毒症	• 心肺疾患	
• 高血圧	• ビタミン欠乏症（B_{12}，ナイアシン，チアミン）	

HIV：ヒト免疫不全ウイルス感染症

身体疾患を合併している場合

　　　多くの身体疾患においてうつ病やうつ状態が生じることが知られている．とくに糖尿病，高血圧，狭心症，心筋梗塞，胃潰瘍などでうつ状態が生じやすい（**表 1-17**）．また，薬剤により，うつ状態が生じる可能性がある（薬剤が引き起こす精神症状の章，表 6-1，p.182 を参照）．

　　三環系抗うつ薬は心血管系副作用，けいれんを起こしたことのある患者には慎重な投与が必要である．てんかんの素因のある患者ではけいれん閾値の低下によるけいれんの誘発に注意する．緑内障，前立腺肥大は慎重投与とする．QT 延長症候群のある患者では禁忌となっている．また，アルコール依存症，抗パーキンソン病薬，超短時間作用型睡眠薬の服用者ではせん妄に注意が必要である．

糖尿病の患者に使用する

> ▶原則は SSRI あるいは SNRI を使用する.
>
> ▶インスリン製剤は, 三環系抗うつ薬, 四環系抗うつ薬のマプロチリン (ルジオミール) との併用には注意が必要.
>
> ▶SU 薬は, 三環系抗うつ薬, 四環系抗うつ薬のマプロチリン (ルジオミール), SSRI のセルトラリン (ジェイゾロフト) との併用には注意が必要.
>
> ▶スルホンアミド系薬, インスリン抵抗性改善薬, αグルコシダーゼ阻害薬, DPP-4 阻害薬, スルホンアミド系薬はフェノチアジン系薬剤 (クロルプロマジンなど) との併用には注意が必要.

糖尿病患者はうつ病になりやすく, またうつ病患者も糖尿病になりやすいことが知られている. 糖尿病患者のうつ病の合併率は 1, 2 型を問わず約 9~27%の範囲にあるとの報告がある[27]. 原因としては, 内分泌系の異常, 脳血管障害, 心理・社会的要因によるものなどが挙げられる. また, インスリン抵抗性とうつ症状との間には正の相関を示すとの報告があり, うつ病になるとインスリン抵抗性が増大する[28].

糖尿病患者に抗うつ薬を使用する場合, 三環系抗うつ薬は体重増加を起こすことがあり, 心血管系に対する影響も強いため, SSRI や SNRI を使用するほうが安全性は高いといえる. スルピリドを抗うつ薬として使用する場合や, 四環系抗うつ薬であるミアンセリン, NaSSA であるミルタザピンを使用する場合には, 食欲亢進作用による肥満に注意する.

a) インスリン製剤を服用中

三環系抗うつ薬 (ノルトリプチリンなど) や四環系抗うつ薬のマプロチリンは, 機序は不明だが, インスリン感受性を増強するなどの報告がある. また MAO 阻害薬はインスリン分泌促進, 糖新生抑制作用による血糖降下作用を有する. これらはインスリン製剤の血糖降下作用を増強するため, 併用には注意が必要である.

b) スルホニルウレア薬 (SU 薬) を服用中

血糖降下作用を増強させるため, MAO 阻害薬, 三環系抗うつ薬, 四環系抗うつ薬のマプロチリン, SSRI のセルトラリンとの併用には注意が必要である.

c）スルホニルウレア薬，インスリン抵抗性改善薬，αグルコシダーゼ阻害薬，DPP-4 阻害薬，SGLT2 阻害薬を服用中

　　血糖降下作用を増強させるため，MAO 阻害薬との併用には注意が必要である．スルホンアミド系薬は，フェノチアジン系薬剤（クロルプロマジンなど）との併用で経口血糖降下剤の効果を減弱させ，血糖値が上昇してコントロール不良になることがある．

高血圧症の患者に使用する

> ▶第一選択薬として SSRI を用いる．
>
> ▶カルシウム拮抗薬やアドレナリンβ受容体遮断薬の服用時は，SSRI との併用に注意が必要であるため，ノルトリプチリン（ノリトレン）を使用するのが望ましい.

　　高血圧症の患者ではうつ病を併発することが多いといわれている．三環系抗うつ薬は心血管系に対する影響が強いため，SSRI が第一選択薬となる．三環系抗うつ薬を使用する場合には，頻脈，徐脈，PR，QRS，QT 時間の延長，心室性不整脈，起立性低血圧などが問題となるため，心疾患のある患者では使用を控えるべきである．SSRI は心血管系に対する影響が少ないため，高血圧症の患者でも安全に使用することができるといわれている．しかし，QT 延長を起こしたとの報告もあり，留意したい．また，SSRI は投与初期に嘔気などの消化器症状が出現することがあるので，服用の継続には注意が必要である．SSRI の服用が困難な場合や相互作用が問題となる場合には，ノルトリプチリンを使用するとよいとされている．

a）カルシウム拮抗薬を服用中

　　フルボキサミンによる CYP3A4 阻害作用により，カルシウム拮抗薬の代謝を阻害し血中濃度を上昇させてしまうことがある．また，カルシウム拮抗薬と SSRI を併用した際の副作用として，表 1-18 が挙げられている．自殺企図などが現れる場合もあるため，何らかの兆候がみられる場合は十分な注意が必要である．不眠，不安，イライラ，頭痛，胃部不快感などの形で現れることも多く，見分けがむずかしい場合もある．

b）アドレナリンβ受容体遮断薬を服用中

　　CYP2D6 阻害作用のある SSRI との併用ではアドレナリンβ受容体遮断

身体疾患を合併している場合　　**47**

表1-18　カルシウム拮抗薬とSSRIの併用でおこる副作用

• 気分がさえない	• 物事の捉え方や考え方がネガティブになり，
• 滅入る	「自分は何をやってもだめだ」と感じてしまう
• 何かをするのがおっくう	• 集中力や注意力の低下
• 悲しくなる	• 作業そのものへの興味の喪失
• 物事に興味が持てない	• 自己評価や自信の低下
• 楽しみを感じない	• 作業効率の低下　　　　　　　　　　　　など

薬の代謝が阻害され血中濃度が上昇し作用が増強される．また，中枢神経症状として不眠，抑うつ，激越，錯乱，幻覚，悪夢，倦怠感などがあり，注意が必要である．

c）ACE阻害薬を服用中

エナラプリル，リシノプリル，ベナゼプリルでは副作用に抑うつがあり，注意が必要である．

d）ARBを服用中

テルミサルタンでは副作用に抑うつ状態があり，注意が必要である．

心筋梗塞の患者に使用する

▶原則としてSSRIを使用する．

▶アドレナリンβ受容体遮断薬，カルシウム拮抗薬，抗不整脈薬とSSRIの併用には注意が必要であるため，ノルトリプチリンを使用するのが望ましい．

▶三環系抗うつ薬は使用を控える．

急性心筋梗塞では，発症後約18～24ヵ月以内に約1/4の患者に大うつ病エピソードがみられたとの報告がある．また，急性心筋梗塞にうつ病を合併した場合，死亡率が上昇することが知られている[29]．心筋梗塞の患者でうつ状態・うつ病を発症した場合には原則としてSSRIを使用する．三環系抗うつ薬は，頻脈，徐脈，PR，QRS，QT時間の延長，心室性不整脈，起立性低血圧などが問題となるため心疾患のある患者では使用を控えるべきである．またSSRIを使用する場合には，薬物代謝酵素の影響からアドレナリンβ受容体遮断薬，カルシウム拮抗薬，抗不整脈薬などとの併用には注意も必要である．

48　抗うつ薬

肥満・脂質異常症の患者に使用する

> ▶原則，SSRI，SNRI，またはトラゾドンを使用する．

　抗うつ薬による副作用として，三環系抗うつ薬では嘔気や食欲低下がある一方で，体重増加もみられる．このことは脳内におけるセロトニンの働きが関与している可能性が指摘されている．ヒドロキシメチルグルタリル-コエンザイム A（HMG-CoA）還元酵素阻害薬，フィブラート系薬をはじめとした脂質異常症治療薬と抗うつ薬の併用による相互作用は報告されていない．また，脂質異常症治療薬による抑うつ症状の惹起の報告もない．

a）三環系抗うつ薬を使う場合

　三環系抗うつ薬はセロトニン（$5-HT_2$）受容体やヒスタミン H_1 受容体の遮断による食欲の亢進や体重増加に注意する必要がある．アモキサピンは体重増加が比較的少ないといわれている．

b）四環系抗うつ薬を使う場合

　ミアンセリンには食欲亢進作用があり，注意が必要である．

c）SARI を使う場合

　トラゾドンは体重増加が比較的少ないといわれている．

d）SSRI，SNRI を使う場合

　体重増加はなく，脂質代謝系にほとんど影響はみられない．フルボキサミンやパロキセチンでは，食欲抑制作用により体重が減少することもある．

e）NaSSA を使う場合

　ヒスタミン H_1 受容体の遮断作用が強く，食欲亢進作用により，体重が増加する．

脳血管障害の患者に使用する

> ▶原則，SSRI，SNRI を使用するが，SSRI は併用薬との相互作用に注意する．
> ▶チアプリドとスルピリドの併用は注意する．

　脳梗塞，脳出血，くも膜下出血などの脳血管障害ではさまざまな精神症

身体疾患を合併している場合　　**49**

状が出現し，不眠，せん妄，抑うつなどに対して向精神薬が使用される．抑うつ症状またはうつ病は脳血管障害後に，約20〜30％の頻度で発症することが判明している．脳血管障害後のうつ病の治療には，三環系抗うつ薬では強い抗コリン作用や鎮静作用があるため，せん妄やふらつきなどが生じる可能性があり，SSRI，SNRIを使用することが推奨されている．しかし，SSRIでは薬物代謝酵素の阻害作用による併用薬（とくにベンゾジアゼピン系薬や抗精神病薬）との相互作用にも注意が必要となる．また，基礎疾患に糖尿病，高血圧症，脂質異常症を有することも多く，抗うつ薬を使用する際には，これらの治療薬の併用にも注意が必要である．

a）脳循環・代謝改善薬を服用中

ニセルゴリン，イフェンプロジルは抗うつ薬との相互作用は報告されていない．また，副作用として抑うつ症状の記載はない．

b）メディエーター遊離抑制薬を服用中

イブジラストは抗うつ薬との相互作用は報告されていない．また，副作用として抑うつ症状の記載はない．

c）ドパミン遊離促進薬を服用中

脳梗塞後遺症に伴う意欲・自発性低下の改善に用いられるアマンタジンには，ドパミンの放出促進作用・再取り込み抑制作用・合成促進作用がある．抗うつ薬との相互作用は報告されていないが，ドパミンの賦活によるせん妄や妄想といった精神症状が出現することがある．また，副作用として抑うつ症状の記載もある．

d）ベンザミド系抗精神病薬を服用中

チアプリドは，ドパミンD_2受容体遮断作用があるため，スルピリドとの併用に際しては，錐体外路症状の出現に注意しなければならない．また副作用として抑うつがあり，注意が必要である．

e）抗血小板薬（アスピリン，オザグレル）を服用中

アスピリンは腎のプロスタグランジンの生合成を抑制し，腎血流量を減少させることにより，リチウムの腎排泄を低下させ，リチウム中毒を起こす可能性がある．SSRIと抗血小板薬の併用で出血リスクが高まるという報告もある．

f）抗凝固薬を服用中

SSRI，SNRIとの併用で出血の危険性が増大する可能性があるため，観

察を十分に行い注意する必要がある.

認知症の患者に使用する

▶SSRI，SNRI または，四環系うつ薬のミアンセリン，NaSSA であるミルタザピンを
使用する.

▶ドネペジル，ガランタミン使用時は抗うつ薬との併用に注意が必要である.

アルツハイマー型認知症では脳内におけるアセチルコリンの作用が低下
している. アセチルコリンエステラーゼ（AChE）阻害薬のドネペジルは，
アセチルコリンの分解を抑制することにより，脳内のコリン作動性神経を
賦活化し，軽度〜中等度のアルツハイマー型認知症に適応とされている.
しかし，アルツハイマー型認知症の病態そのものの進行を抑制するわけで
はなく，アルツハイマー型認知症以外の認知症には有効性は確認されてい
ない. 一方で AChE 阻害薬は，ニコチン（アセチルコリン）受容体を刺激
し，神経変性疾患におけるニューロン死の危険因子として働くグルタミン
酸の神経毒性を抑制することが明らかとなってきている. 認知症の抑うつ
状態に使用する抗うつ薬としては，SSRI，SNRI，または NaSSA が推奨さ
れている. また. 四環系抗うつ薬であるミアンセリンは高齢者における夜
間せん妄の過活動型で，重い身体症状をもたないタイプに効果があると報
告されている[30].

a）抗認知症薬を服用中

ドネペジル（アリセプト）は，三環系抗うつ薬との併用で相互に作用が
減弱する可能性がある. 添付文書上には SSRI との相互作用の記載はない
が，CYP3A4 および一部は CYP2D6 によって代謝を受けるため，フルボ
キサミン，パロキセチンとの併用で副作用の増強が考えられる. また，
SSRI のエスシタロプラム（レクサプロ）との併用で QT 延長が生じる可能
性がある.

ガランタミンは，三環系抗うつ薬との併用で相互に作用が減弱する可能
性がある. また，アミトリプチリン，フルボキサミン，パロキセチンとの
併用で血中濃度が上昇し，悪心，嘔吐などが起こる可能性がある.

身体疾患を合併している場合 **51**

パーキンソン病の患者に使用する

> ▶MAO 阻害薬は三環系抗うつ薬, SSRI, SNRI, NaSSA との併用は禁忌. MAO 阻害薬を使用していない場合には, SSRI, SNRI, NaSSA またはノルトリプチリンを使用する.
>
> ▶レボドパ製剤, 非麦角系製剤, ドパミン受容体作動薬, 抗コリン薬, ノルエピネフリン系作用薬は, 三環系抗うつ薬との併用に注意が必要である.

　　パーキンソン病にうつ状態が合併する頻度は約 25～40％とされており, 大うつ病の診断基準を満たす場合には抗うつ薬による治療を行う. しかし, MAO 阻害薬を使用している場合には三環系抗うつ薬, SSRI は併用禁忌となっている.

a）レボドパ製剤, 非麦角糸製剤を服用中

　　抗うつ薬との相互作用や副作用としての抑うつ（うつ状態）の報告はないが, 三環系抗うつ薬を使用する場合には抗コリン作用によるせん妄や妄想といった精神症状が出現することがあり, 注意が必要である.

b）ドパミン受容体作動薬を服用中

　　抗うつ薬との相互作用に関する報告はないが, 副作用としてうつ状態の報告がある. 三環系抗うつ薬を使用する場合には, 抗コリン作用によるせん妄や妄想といった精神症状が出現することがあり, 注意が必要である.

c）MAO 阻害薬を服用中

　　現在, 使用可能な MAO 阻害薬はセレギリン（エフピー）, ラサギリン（アジレクト）のみである. 三環系抗うつ薬との併用では, 高血圧, 失神, 不全収縮, 発汗, てんかん, 動作・精神障害の変化および筋強剛が現れ, 死亡例の報告もあり, 三環系抗うつ薬を投与中または中止後 14 日までの患者には禁忌である.

　　また, SSRI, SNRI, NaSSA との併用では相互に作用が増強され, 脳内のセロトニン濃度が上昇するため禁忌である. MAO 阻害薬の投与中止後に SSRI, SNRI, NaSSA の投与を開始する場合は, 少なくとも 14 日間の間隔を置くこと, 再度 MAO 阻害薬に切り替える場合は, フルボキサミン（デプロメール, ルボックス）, ベンラファキシン（イフェクサー SR）では 7 日間, デュロキセチン（サインバルタ）では 5 日間, ミルナシプラン（トレドミン）では 2～3 日, パロキセチン（パキシル）, セルトラリン（ジェ

イゾロフト），エスシタロプラム（レクサプロ），ミルタザピン（リフレックス，レメロン）では14日間の間隔を置くこととされている．

d）抗コリン薬を服用中

三環系抗うつ薬との併用で，腸管麻痺（食欲不振，嘔気・嘔吐，著しい便秘，腹部膨満あるいは弛緩，および腸内容物のうっ滞など）をきたし，麻痺性イレウスに移行することがある．また，精神錯乱，興奮，幻覚などの副作用が増強される．

e）ドパミン遊離促進薬を服用中

アマンタジン（シンメトレル）は抗うつ薬との相互作用は報告されていない．しかし，ドパミンの賦活によるせん妄や妄想といった精神症状が出現することがあり，副作用として抑うつ症状の記載もあるため注意が必要である．

f）ノルエピネフリン系作用薬を服用中

三環系抗うつ薬との併用で，ノルエピネフリン（ノルアドリナリン）の神経終末での再取り込みが阻害され，血圧の異常上昇が起きる可能性がある．また，副作用として抑うつ症状が挙げられ，注意が必要である．

がん患者に使用する

▶抑うつ症状の軽症例ではアルプラゾラム，中等症～重症例はSSRI，SNRI，NaSSAを用いることが望ましい．また症状に応じて三環系抗うつ薬，四環系抗うつ薬を用いる．

▶循環器障害，便秘，口渇のある患者に三環系抗うつ薬は使用しない．

▶消化器症状の強い患者へのSSRIの使用と，前立腺肥大症状のある患者へのSNRIの使用には注意する．

▶ゲフィチニブとタミバロテンはSSRIのフルボキサミン（デプロメール，ルボックス）との併用に注意する．

▶プロカルバジンは三環系抗うつ薬との併用には注意する．

▶三酸化ヒ素は抗うつ薬のイミプラミンなどとの併用に注意する．

がん患者では身体的症状として食欲不振，倦怠感，思考力低下，不眠，易疲労感などに加え，抑うつやせん妄などさまざまな精神症状が発症し，

身体疾患を合併している場合

向精神薬を投与することが多い．がん患者でのうつ病の発症率は約13%との報告がある[31]．

がん患者に抗うつ薬を使用する場合の投与方法にはとくに推奨されているものはないが，患者の身体状況，併用薬などに配慮した使用が望まれる．抑うつ状態が軽度であれば，抗うつ作用をもつベンゾジアゼピン系抗不安薬のアルプラゾラムなどを使用するが，中等症〜重症例にはSSRI，SNRI，NaSSAを用い，症状に応じて三環系抗うつ薬，四環系抗うつ薬を使用する．

循環器障害のある患者，便秘や口渇のある患者では三環系抗うつ薬は使用しないこと，消化器症状の強い患者ではSSRIの使用には注意が必要であり，前立腺肥大がある患者では排尿困難を増強させるSNRIは控えたい．SSRIはさまざまな肝代謝酵素に影響を与えるため，抗がん剤との併用に注意が必要である．

また，とくにインターフェロンを使用中の患者では副作用としての抑うつ，うつ病が生じるため，抗うつ薬を使用する場合が多い．抗うつ薬を使用する際に注意が必要な抗がん剤を以下に示す．

a）ホルモン療法薬を服用中

タモキシフェンはSSRI（パロキセチン）によるCYP2D6の阻害作用により，活性代謝物の血中濃度が低下するとの報告がある．ただし，相互作用に起因する効果の減弱および副作用の報告はない．

また，タモキシフェンは副作用として抑うつ状態，メドロキシプロゲステロン，リュープロレリンは抑うつの記載がある．

b）分子標的治療薬を服用中

ゲフィチニブ，タミバロテンはCYP3A4阻害薬との併用で血中濃度が上昇する可能性があり，報告はないがSSRI（フルボキサミン）との併用に注意する必要がある．

また，抗うつ薬との相互作用の報告はないが，副作用としてトラスツズマブ（遺伝子組換え），イマチニブはうつ病，トレチノイン，ソラフェニブはうつ症状，ゲムツズマブオゾガマイシン（遺伝子組換え）は抑うつの記載がある．

c）アルキル化薬を服用中

プロカルバジンは三環系抗うつ薬の作用を増強する（MAO阻害作用）

可能性があり，併用には注意が必要である．

d）三酸化ヒ素（亜ヒ酸）を服用中

抗うつ薬（イミプラミンなど）との併用でQT延長，心室性不整脈（TdPを含む）を起こすことがある．また，副作用としてうつ病の記載がある．

胃炎・胃潰瘍の患者に使用する

▶スルピリド，NaSSA などを使用する．

胃炎・胃潰瘍の患者に抗うつ薬を使用することは少ないが，スルピリドには胃・十二指腸潰瘍に適応がある．うつ病患者で胃炎・胃潰瘍が生じオメプラゾール，ランソプラゾールとエスシタロプラムを併用した場合，エスシタロプラムの血中濃度が上昇するため注意が必要である．また，SSRI，SNRIで嘔気・嘔吐などの消化器症状が生じるが，NaSSA は消化器症状および消化器疾患に悪影響を及ぼさないことが報告されている[32]．抗コリン作用をもつ抗うつ薬を使用するのは薬理的には可能であるが，抑うつ状態の重症度により検討する必要がある．症状に応じて消化器症状を生じにくい抗うつ薬を使用する．

肝機能障害の患者に使用する

▶パロキセチンでは重度の肝機能障害に使用禁忌であり，他の抗うつ薬も肝臓で代謝を受けるため，低用量で使用し短期間の使用にとどめる．

抗うつ薬は肝臓で代謝を受けるため，肝機能障害の患者に使用する際には十分注意が必要である．パロキセチンでは重度肝障害の報告があり，慎重な投与が推奨されている．また，他の抗うつ薬でも副作用として肝機能障害が報告されている．したがって，必要に応じて肝機能検査を行い使用するべきである．

身体疾患を合併している場合

腎機能障害の患者に使用する

▶ミルタザピン，ミルナシプランは CCr＜10 mL/分で通常の半量で使用する．デュロキセチンは CCr＜30 mL/分で禁忌であり，他の抗うつ薬を使用する場合にも低用量で使用し短期間の使用にとどめる．

　現在使用されている抗うつ薬はすべて腎排泄であるため，腎機能障害の患者に抗うつ薬を使用する場合は，排泄が遅延して高い血中濃度が持続する可能性があり，必要に応じて腎機能検査を行い使用するべきである．

風邪の患者に使用する
（抗うつ薬を使用している患者が風邪をひいた場合）

▶三環系抗うつ薬であるアミトリプチリンやアモキサピンなどは中枢神経抑制作用や抗コリン作用を有するため併用に注意する．

　抗うつ薬との相互作用に注意して風邪薬を使用する必要がある．三環系抗うつ薬の抗コリン作用と総合感冒薬に含まれる抗コリン薬との相互作用により排尿障害や便秘が生じる可能性がある．また，SNRI との併用でも尿閉が生じる可能性が高い．また，総合感冒薬には，リン酸コデインやジヒドロコデイン，抗ヒスタミン薬などの中枢神経抑制薬が含まれていることがあり，作用が増強される可能性があるため，注意が必要である．

終末期の患者に使用する[33]

▶原則は，SSRI，SNRI，NaSSA を使用する．
▶不安に対してはベンゾジアゼピン系薬を使用，重症化したうつ病に対しては抗うつ薬を使用する．

　終末期にはさまざまな精神症状が現れ，抑うつと不安が強くなる．終末期患者の約25％はうつ病と診断できるといわれている[34,35]．終末期では患者の全身状態に注意した向精神薬の投与が必要である．不安に対してはアルプラゾラムなどのベンゾジアゼピン系薬を使用するが，重症化したうつ

病に対しては，通常の抗うつ薬による対応を行う．効果の発現までに2〜3週間が必要である．三環系抗うつ薬，SSRI，SNRI，NaSSAによる効果に差はないが，三環系抗うつ薬は心毒性はじめ身体的副作用が多く，中枢性にせん妄を引き起こす可能性もあり第一選択薬とはならない．

高齢者，小児，妊婦・授乳婦に抗うつ薬をどう使うか

高齢者への使い方

> ▶第一選択薬としては，SSRI，SNRI，NaSSA，四環系抗うつ薬を使用し，これらがすべて無効であった場合，抗コリン作用の少ない三環系抗うつ薬のノルトリプチリン（ノリトレン）を使用する．
>
> ▶成人の1/3〜1/2程度の投与量から開始し，様子をみながら増量する．

　高齢者では加齢に伴い生理機能が低下している．肝臓における代謝や腎臓における排泄についても能力が低下しており，薬物が蓄積しやすくなっている．したがって，薬剤の投与は漸増法が基本であり，1日初期投与量としては成人の1/3〜1/2程度量で開始する．また，高齢者では抗コリン作用によるせん妄の出現にも注意する必要がある．

　各薬剤については，アミトリプチリンは不安焦燥感の強い高齢者のうつ状態に使われることもあるが，認知障害やせん妄が起こりやすいとの報告がある．ロフェプラミンは意欲向上と気分高揚作用があるので，高齢者，初老期うつ病にも使用される．ドスレピンは抑うつ気分の改善に加えて優れた抗不安効果を示し，初老期，老年期うつ病に対して有効である．セチプチリンは老年期うつ病の治療にも適しているが，高齢者の患者では血中濃度が高くなる場合があるので注意が必要である．

小児への使い方

> ▶SSRI を使用することが望ましい.
>
> ▶SSRI は副作用の発現を抑えるため，1 日 1 回（就寝前），少量の投薬から開始し，1 週間ごとに増量する．効果の判定には 4〜6 週間を要し，急激な中止は離脱症候群を生じるため漸減する.
>
> ▶三環系抗うつ薬は日中の鎮静を予防するため，1 日 1 回（就寝前），少量の投薬から開始する.

　児童・思春期のうつ病の頻度は約 5〜8％と報告されており，10 歳頃から発症するといわれている[36]．小児に対する安全性が確立している薬剤は少なく，吸収・体内分布・代謝は年齢により変化し，投与量を決めることはむずかしい．三環系抗うつ薬は心毒性のため，やはり第一選択薬とはならず，SSRI を使用することが推奨されている.

　海外で実施された 18 歳未満の大うつ病性障害などの精神疾患を有する患者を対象とした，複数の抗うつ薬の短期（4〜6 週）プラセボ対照臨床試験の検討結果より，抗うつ薬を投与された患者で自殺念慮や自殺企図の発現リスクが高くなることが報告された．そのリスクはプラセボ群で約 2％であったのに対し，抗うつ薬は約 4％で自殺既遂例はなかったと報告されているが，注意する必要がある（2007 年 11 月より 24 歳以下に改訂).

妊婦・授乳婦への使い方

> ▶妊娠中の三環系抗うつ薬の使用は控えることが望ましい.
>
> ▶授乳中の服薬のタイミングは，母乳薬物ピーク濃度時の授乳を避けるため，授乳直後に行うようにするが，児が母乳を欲する時間は予測できないので，多剤併用を避け，必要最小限の投与量を処方する.

a）妊娠中から出産後

　妊娠中に比べ出産後に抑うつ，うつ病が発現しやすいとされていたが，最近では妊娠中のうつ病が問題となっている．抗うつ薬の妊娠中の服用に関する安全性は確立されていないが，三環系抗うつ薬と SSRI に関する情報は比較的多くみられる．表 1-19[37]に抗うつ薬の妊婦（新生児）に対す

表 1-19　抗うつ薬の妊婦（新生児）に対する危険度

分　類	一般名（商品名）	奇形報告	添付文書	米国 FDA	豪州 ADEC	虎ノ門
三環系	アミトリプチリン（トリプタノール）	○	◇	(D)	C	1〜2
	イミプラミン（トフラニール）	○	△	D	C	2
	クロミプラミン（アナフラニール）		△	C	C	2
	ノルトリプチリン（ノリトレン）		◇	D?	C	2
	アモキサピン（アモキサン）	（動物で○）	◇	C		2
四環系	マプロチリン（ルジオミール）		△	B		1
	ミアンセリン（テトラミド）		◇		B2	
SSRI	パロキセチン（パキシル）	○	◇	D	D	3
	フルボキサミン（ルボックス，デプロメール）	○	△	C	C	1
	セルトラリン（ジェイゾロフト）		◇	C	C	2
	エスシタロプラム（レクサプロ）		◇	C	C	
SNRI	ミルナシプラン（トレドミン）		◇	C	B3	1
	デュロキセチン（サインバルタ）		◇	C	B3	
	ベンラファキシン（イフェクサー SR）		◇	C	B2	
SARI	トラゾドン（レスリン，デジレル）		◇	C		2
NaSSA	ミルタザピン（リフレックス，レメロン）		◇	C	B3	

添付文書からの情報

△：投与しないことが望ましい
◇：治療上の有益性が危険を上回ると判断される場合にのみ投与すること

米 FDA

A：ヒト対照試験で，危険性を見出さない
B：ヒトでの危険性の証拠はない
C：危険性を否定することはできない
D：危険性を示す確かな証拠がある
X：妊娠中は禁忌

豪州 ADEC

カテゴリー	豪州 ADEC 基準
A	使用実績からほぼ安全に用いることができる．
B1	使用経験は少ないが，ヒト胎児への有害作用は観察されていない．動物研究でも胎仔への障害は示されていない．
B2	使用経験は少ないが，ヒト胎児への有害作用は観察されていない．動物研究は不十分だが，胎仔への障害は示されていない．
B3	使用経験は少ないが，ヒト胎児への有害作用は観察されていない．動物研究では，胎仔への障害が示されている．
C	催奇形性はないものの胎児や新生児に有害作用がある．
D	ヒト胎児の奇形や不可逆的な障害の発生頻度を増すと疑われる，またはその原因と推測される薬．これらの薬にはまた，有害な薬理作用があるかもしれない．
X	胎児に永久的な障害を引き起こすリスクが高く，使用すべきではない．

虎ノ門

総合点	患者への催奇形性に関する標準的説明
0〜4	動物実験や疫学研究から，薬剤の胎児への催奇形性はまったく考えられない．胎児に奇形が起こる可能性は薬剤を服用しなかった場合とまったく同じである．
5〜10	動物実験や疫学研究から薬剤の胎児への催奇形性の可能性はほとんどない．ヒトでの使用経験が少ないので断定的なことは言えないが，胎児に奇形が起こる可能性は薬剤を服用しなかった場合と同じと考えてよい．
11〜15	ヒトでの症例報告があったり，疫学調査で催奇形性を疑う研究結果があるなど，胎児リスクが増加する可能性が指摘されている．しかし，増加しないと考える根拠もあり，胎児に奇形が起こる可能性は薬剤を服用しなかった場合とほぼ同じと考えてよい．
16〜20	疫学調査で催奇形性を疑う研究結果があるなど，胎児リスクが増加する可能性がある．胎児に奇形が起こる可能性は薬剤を服用しなかった場合と比べて少し増加する．
21〜25	胎児に奇形が起こる可能性は，薬剤を服用しなかった場合と比較して明らかに増加する．

※ FDA：US Food and Drug Administration
豪州 ADEC：Australian Drug Evaluating Committee
虎ノ門：実践妊娠と薬（第 2 版），林昌洋ほか（編），じほう，2015 より引用

高齢者，小児，妊婦・授乳婦に抗うつ薬をどう使うか

る危険度を示す（本章「コラム　抗うつ薬の奇形報告」p.63 を参照）．妊娠 16 週～分娩までの時期には催奇形性の危険は低下するが，胎児に対する影響はある．投与された薬剤は胎盤を通過するため，胎児の発育にさまざまな影響を生じる．三環系抗うつ薬では新生児に呼吸困難，チアノーゼ，けいれんを起こしたとの報告があり，使用は控えることが望ましい．四環系抗うつ薬では治療上の有益性が上回る場合のみ使用する．SSRI ではフルボキサミンで，新生児に呼吸困難などを起こし，パロキセチンでは呼吸抑制などが起こったとの報告がある．SNRI や NaSSA での報告はないが，治療上の有益性が上回る場合のみ使用するとされている．また，分娩後はマタニティーブルーズ，産後うつ病，産褥期精神病などが発症しやすくなる．周産期メンタルヘルス学会による「周産期メンタルヘルスコンセンサスガイド 2017」では，妊娠前から向精神薬を服用している場合の妊娠中の薬物療法について，服薬リスクとともに，服薬による再発予防効果などの薬物療法のベネフィットについても説明を行い，妊娠中に発症あるいは再燃・再発したうつ病患者の薬物療法については重症度に応じて，抗うつ薬の使用を考慮することが勧められている．

b）催奇形性

NICE（National Insutitute for Health and Care Exellence）によれば，抗うつ薬の先天性異常に関するオッズ比は 1.16（95％Cl：1.00～1.35），大奇形では統計的な関連はないとしている．三環系抗うつ薬では，クロミプラミンでは先天性心疾患との関連が指摘されており[38]，SSRI，SNRI に比べ母体への安全性は劣るため，使用は控えることが望ましい．四環系抗うつ薬では，先天性異常発生率は少ないとされているが，現状では安全性を評価することはできず，治療上の有益性が上回る場合のみ使用する．SSRIでは先天性異常のリスクは約 1.2 倍であり[39]，パロキセチンでは先天性心疾患のリスクが増加するとの報告や添付文書に記載されていることから積極的な使用は控えることが推奨されている．SNRI や NaSSA での報告は少なく，現状では安全性を評価することはできないが，治療上の有益性が上回る場合のみ使用するとされている．

c）授乳婦の場合

抗うつ薬はすべて母乳中に移行する．乳児は肝・腎機能が未発達であることから，授乳は避けることが望ましいとされてきたが，SSRI，SNRI，

NaSSA では重篤な副作用の報告はないことから，投与量が少なければ，乳児の様子を観察しながら授乳することも可能である．「周産期メンタルヘルスコンセンサスガイド 2017」では，向精神薬は母乳中に分泌されるが，児の摂取量は妊娠中の胎児が経胎盤的に曝露する量に比べはるかに少なく，10%以下，あるいは 1%にも満たないレベルであるため，薬物療法と母乳育児を両立することは国際的なコンセンサスとなっているとしている．母乳を通じて乳児に入る薬剤量に関する指標の一つに相対的乳児投与量（relative infant dose：RID）（%）がある．RID＝経母乳的に摂取される総薬物量（mg/kg/日）/当該薬物の児への投与常用量（mg/kg/日）×100 であり，向精神薬では，一部を除き，RID は 10%以下であり，母乳栄養児への顕著な副作用はみられず，その後の発達の経過も正常であるとの報告も多い[40]．授乳中に投与する際に注意すべき抗うつ薬は，児への有害事象委が報告されている薬剤として，エスシタロプラム（壊死性腸炎），フルボキサミン（重症下痢，嘔吐）がある．

---

1) 田辺三菱製薬株式会社ホームページ 心にはたらく薬（https://medical.mt-pharma.co.jp/learning/mind/cocoro-w）（2019 年 2 月 26 日閲覧）
2) 吉尾　隆（編）：精神科薬物療法の支援．じほう，東京，2013
3) 石郷岡純：抗うつ薬の新展開：SSRI を中心に：抗うつ薬の種類と特徴．医薬ジャーナル **5**：109-114，1999
4) Kaplan HI，Sadock BJ：精神科薬物ハンドブック：向精神薬療法の基礎と実際．神庭重信，八木剛平（監訳），医学書院 MYW，東京，p176-186，1997
5) Gerber PE, Lynd LD：Selective serotonin-reuptake inhibitor-induced movement disorders. Ann Pharmacother **32**：692-698, 1998
6) 山田光彦，上島国利：新しい抗うつ薬の可能性：特に SSRI を中心に．臨精薬理 **1**：355-363，1998
7) 大野　裕，木﨑英介：うつ病・うつ状態とは．プライマリ・ケアのためのやさしいうつ病・うつ状態のマネジメント，桂戴作（編），医薬ジャーナル社，東京，p2-3，2000
8) 村崎光邦：精神・神経系疾患：うつ病：病気と薬の説明ガイド 2001．薬局 **52**（増）：87-95，2001
9) 田中克俊，上島国利：臨床実践の視点から：薬の選択と初期評価．精神科治療 **17**：1005-1011，2002
10) 吉尾　隆：向精神薬の減薬・減量と離脱症状．外来・病棟でよくみる精神症状対応マニュアル，薬事 **60**（増）：66-71，2018
11) 精神科薬物療法研究会（編）：気分障害の薬物治療アルゴリズム，本橋伸高（責任編集），じほう，東京，p27，2003
12) 精神科薬物療法研究会（編）：気分障害の薬物治療アルゴリズム，本橋伸高（責任編集），じほう，東京，p39，2003

13) Patrick G, Combs G, et al：Initiating antidepressant therapy? Try these 2 drugs first. J Fam Pract **58**：365-369, 2009

14) American Psychiatry Association. Practice Guidline for the Treatment of Patients with major depressive disorder, 3rd Edition, 2010

15) 小西博行，辻本浩，ほか：抗うつ剤抵抗性うつ病にリチウム．症例から学ぶ精神科リチウム療法．渡辺昌裕（編），医歯薬出版，東京，p7-10，1999

16) Furukawa TA, Steiner DL, et al：Is antidepressant-benzodiazepine combination therapy clinically more useful?：a meta-analytic study. J Affect Disord **65**：173-177, 2001

17) 井上　猛，小山　司：SSRI で十分に改善せずタンドスピロンの併用により寛解に至った単極性うつ病の1例．精神医 **44**：285-287，2002

18) Coppen A, Bailey J：Enhancement of the antidepressant action of fluoxetine by folic acid：a randomized, Placebo controlled trial. J Affect Disord **60**：121-130, 2000

19) Caroff SN, Mann SC：Neuroleptic malignant syndrome. Med Clin North Am **77**：185-202, 1993

20) 原田俊樹：薬物療法：副作用．臨床精神医学講座　第3巻：精神分裂病Ⅱ．松下正明（編），中山書店，東京，p194-206，1999

21) 庄司進一：クレアチンキナーゼ（CK），CK-MB，CK-MM．日臨 **57**（増）：313-315，1999

22) 山成　洋，原岡昭一：ミオグロビン．日臨 **57**（増）：253-255，1999

23) Boyer WF, Feighner JP：The efficacy of selective reuptake inhibitors in depression. Selective serotonin reuptake inhibitors, Feigner JP, Boyer WF（eds.）, John Wiley & Sons, New York, p89-108, 1991

24) Sternbach H：The serotonin syndrome. Am J Psychiatry **148**：705-713, 1991

25) 吉尾　隆：向精神薬を服用する際，水で服用するのがよいのでしょうか？　精神分裂病の薬物療法 100 の Q & A．藤井康男（編），星和書店，東京，p268-270，2000

26) 吉尾　隆：向精神薬と自動車の運転の関係は？　精神分裂病の薬物療法 100 の Q & A．藤井康男（編），星和書店，東京，p138-141，2000

27) Weyerer S, Hewer W, et al：Psychiatric disorders and diabetes：results from a community study. J Psychosom Res **33**：633-640, 1989

28) Timonen M, Laakso M, et al：Insulin resistance and depression：cross sectional study. BMJ **330**：17-18, 2005

29) 松本秀幸：心筋梗塞．これから始める向精神薬スペシャルテクニック．保坂　隆（編），診断と治療社，東京，p119-129，2006

30) 中村　純，山田茂人ほか：せん妄に対する mianserin の治療効果：oxypertine，haloperidol との比較．日神精薬理誌 **14**：269-277，1994

31) Derogatics LR, Morrow GR, et al：The prevalence of psychiatric disorders among cancer patients. JAMA **249**：751-757, 1983

32) Itatsu T, Nagahara A, et al：Use of Selective Serotonin Reuptake Inhibitors and Upper Gastrointestinal Disease. Intern Med **50**：713-717, 2011

33) 加藤雅志：終末期患者．これから始める向精神薬スペシャルテクニック．保坂　隆（編），診断と治療社，東京，p177-183，2006

34) Minagawa H, Uchitomi Y, et al：Psychiatric morbidity in terminally ill cancer patients. Cancer **78**：1131-1137, 1996

35) Payne S：Depression in palliative care patients：a literature review. Int J Palliat Nurs **4**：184-191, 1998

36) 斉藤卓弥，西松能子：児童思春期うつ病の治療：過去 10 年間の対照試験の結果の検討．精神科治療 **20**：421-433，2005

37）林　昌洋，佐藤孝道ほか（編）：実践 妊娠と薬，第 2 版，じほう，東京，2010
38）Gentile S：Tricyclic antidepressants in pregnancy and puerperium. Expert Opin Drug Saf **13**：207-225, 2014
39）National Insutitute for Health and Care Exellence：Antenatal and postnatal mental health：clinical management and service guidance. Clinical guideline［CG192］, 2014, Last updated：April 2018
40）Yoshida K, Smith B, et al：Fluoxetine in breast-mild and development outcome of breast-fedinfants. Br J Psychiat **172**：175-178, 1998

コラム

抗うつ薬の奇形報告

　三環系抗うつ薬について 30 万例以上の新生児を扱った 14 の研究によるメタ分析では，妊娠第 1 期に三環系抗うつ薬の曝露を受けた 414 例の乳幼児のうち 3.1％に先天奇形がみられたとの報告があるが[1]，正常でも起こりうるベースラインである 2～4％以内である．

　SSRI はパロキセチンで奇形の報告があるほか，フルボキサミン曝露を受けた妊婦 46 例と疾病対照群 46 例をフォローアップし比較した結果からは，フルボキサミン群で重大な奇形が 2 例（4.7％）認められたが，疾病対照群における奇形の発現も 2 例（4.3％）であり，妊娠中におけるフルボキサミンの使用は重大な奇形のリスクの増大とは関連しないことが示されている[2]．

1）Altshuler LL, Cohen L, et al：Pharmacologic management of psychiatric illness during pregnancy：dilemmas and guidelines. Am J Psychiatry **153**：592-606, 1996
2）Sivojelezova A：Fluvoxamine（LUVOX）use in pregnancy. Clin Pharmacol Ther **75**：25, 2004

抗うつ薬

気分安定薬

抗不安薬

睡眠薬

抗精神病薬

気分安定薬とは

　気分安定薬は神経細胞を安定化させ，脳損傷後のイライラ感や攻撃性，衝動性を緩和する．炭酸リチウムや抗てんかん薬のバルプロ酸，カルバマゼピン，ラモトリギン，クロナゼパムなどは抗うつ作用や再発予防効果が確認され，双極性障害の治療や寛解維持療法に使用される（表2-1）．またバルプロ酸，カルバマゼピン，クロナゼパムは，脳損傷により生じる可能性のあるけいれんの抑制にも使用される．

表2-1　日本国内で使用できる主な気分安定薬

分類	一般名（商品名）	剤形・規格	最高血中濃度到達時間（時間）	血中濃度半減期（時間）
抗躁薬	炭酸リチウム（リーマス）	錠：100 mg，200 mg	2.6	18
抗てんかん薬	カルバマゼピン（テグレトール）	錠：100 mg，200 mg　細粒：50%	1.0〜6.0	36
	バルプロ酸（デパケン）	錠：100 mg，200 mg　R錠（徐放錠）：100 mg，200 mg　細粒：20%，40%　シロップ：5%	0.92（空腹時）3.46（食後）	9.54（空腹時）7.92（食後）
	ラモトリギン（ラミクタール）	錠：小児用2 mg，小児用5 mg，25 mg，100 mg	1.7〜2.5	31〜38
（ベンゾジアゼピン系）	クロナゼパム（リボトリール，ランドセン）（保険適用外）	錠：0.5 mg，1 mg，2 mg　細粒：0.1%，0.5%	3.0	72.0

気分安定薬の特徴

抗躁薬

▶ 気分の波を抑え，躁状態になるのを防ぎ，感情障害を伴う攻撃行動，アルコール依存，薬物依存に有効とされている．睡眠障害を伴う躁病患者のレム睡眠を抑制して睡眠を調整する．

▶ 炭酸リチウム（商品名：リーマス）

特　徴 病的躁状態の鎮静と双極性障害の再発予防に効果がある．その正確な作用機序はいまだ明らかではないが，躁病の軽症例は炭酸リチウムのみでの治療が可能である．しかし，効果の発現までに 2〜3 週間を要することから，急性の躁状態ではブチロフェノン系抗精神病薬のハロペリドール，後述のカルバマゼピン，クロナゼパム，バルプロ酸などを併用する．
　急性期治療の血中濃度は 0.8〜1.2 mEq/L 程度，維持治療の血中濃度は 0.4〜0.8 mEq/L 程度が適当である．2.0 mEq/L 以上になると中毒症状が現れる場合がある．

用　法 1 日 400〜600 mg，1 日 2〜3 回分服より開始し，以後 3〜7 日ごとに 1 日最大 1,200 mg まで漸増可．維持量は 1 日 200〜800 mg を 1〜3 回に分服．

禁　忌 てんかんなどの脳波異常のある患者，重篤な心疾患のある患者，リチウムの体内貯留を起こしやすい状態にある患者，腎障害のある患者，衰弱または脱水状態にある患者，発熱，発汗または下痢を伴う疾患のある患者，食塩制限患者，妊婦または妊娠している可能性のある婦人．

相互作用 炭酸リチウムは他剤との相互作用により，リチウムの血中濃度が上昇する場合がある．炭酸リチウムとの併用で相互作用を引き起こす薬剤は多くあり，ループ利尿薬，サイアザイド系利尿降圧薬，アンジオテンシン変換酵素（ACE）阻害薬，アンジオテンシン II 受容体拮抗薬（ARB）非ステロイド抗炎症薬（NSAIDs）などはリチウムの血中濃度を上昇させ，中毒症状を引き起こすことがある．

副作用 血中濃度の治療域が 0.5〜1.5 mEq/L と狭く（服用 12 時間後の測定），この濃度を超えると中毒症状が出やすくなる．副作用として初期には手指振戦，嘔気，口渇・多飲・多尿，下痢，浮腫などがあり，長期連用によって胃腸症状，心電図異常（不整脈，T 波の平坦化と陰転），甲状腺腫・甲状腺機能低下，腎機能への影響が現れることがある．定期的に血中濃度をモニターしながら使用する．

服薬指導 血中濃度のモニター以外にも，リチウム中毒の初期症状（食欲低下，嘔気・嘔吐，下痢，傾眠，振戦など）について患者に説明しておかなければならない．

抗てんかん薬

▶ カルバマゼピンはイミノスチルベン誘導体の抗てんかん薬であり，急性の躁状態の治療，双極性感情障害の予防，急速交代型（ラピッドサイクラー）の治療に有効といわれている．神経細胞の興奮性を抑制することで効果を表わす．機序としては，神経細胞の表面で Na^+，K^+，Ca^+ などのイオンチャンネルを不活性化させることでイオンの流入を防ぎ神経細胞が過剰に興奮しないように作用する．

▶ バルプロ酸は低級脂肪酸ナトリウム塩である．脳内 GABA 濃度，ドパミン濃度の上昇とともに，セロトニン代謝が促進され，神経伝達物質の作用を介した脳内の抑制系の賦活作用により薬効が生じると考えられている．

▶ カルバマゼピン（商品名：テグレトール）

特　徴 躁病・躁うつ病の躁状態・統合失調症における興奮状態の改善効果がある．統合失調症においては，躁状態や易怒性・易刺激性，攻撃性に有効である．また，衝動制御障害に有効とする報告もある．躁うつ病に対しては有効血中濃度が若干高く，$8 \sim 12 \, \mu g/mL$ とする報告がある．

用　法 1 日 200〜400 mg，1 日 2〜3 回分服より開始．至適効果が得られるまで徐々に増量し，症状により 1 日最大 1,200 mg まで増量可．

禁　忌 本剤の成分または三環系抗うつ剤に対し過敏症の既往歴のある患者，重篤な血液障害のある患者，第 II 度以上の房室ブロック，高度の徐脈（50拍/分未満）のある患者，ボリコナゾール，タダラフィル（アドシルカ），リルピビリンを投与中の患者，ポルフィリン症の患者．

相互作用 本剤の主たる代謝酵素は CYP3A4 であり，また CYP3A4 をはじめとする代謝酵素を誘導するので，これらの活性に影響を与えるまたはこれらにより代謝される薬剤と併用する場合には，可能な限り薬物血中濃度の測定や臨床症状の観察を行い，用量に留意して慎重に投与する．

副作用 注意すべき副作用はめまい，眠気．このほかに重篤なものとしてはスティーブンス・ジョンソン症候群，ライエル症候群などが知られている．

▶ バルプロ酸（商品名：デパケン，デパケン R，バレリン）

特　徴 不快気分を伴う躁病や混合状態，ラピッドサイクラーの躁状態に有効と

いう報告がある．また，気分循環性障害や双極Ⅱ型障害にも有効という報告がある．躁病，躁状態に対する有効血中濃度は確立していないが，てんかんと同様に 50～100 µg/mL とされている．

用法 1 日 400～1,200 mg，1 日 2～3 回分服（デパケン R は 1 日 1～2 回分服）．

禁忌 重篤な肝障害のある患者，カルバペネム系抗生物質投与中の患者，尿素サイクル異常症の患者．

相互作用 他の抗てんかん薬との併用により，バルプロ酸の作用が増強（クロバザムなど）されたり，減弱（フェニトイン，カルバマゼピンなど）されることがある．また，サリチル酸系薬（アスピリンなど），ベンゾジアゼピン系薬などとの併用で作用が増強される．

副作用 食欲不振，嘔気，嘔吐などの一時的な消化器症状があり，まれに鎮静，運動失調，振戦などの中枢症状がみられる．また，肝機能に影響を与えることが知られており，他の抗てんかん薬と併用した場合には毒性が増強することがある．まれに高アンモニア血症を伴うライ症候群類似の脳症を起こすことが報告されている．

　もっとも問題となる副作用は，肝障害である．投与後 3 ヵ月以内に軽度のアスパラギン酸アミノトランスフェラーゼ（AST），アラニンアミノトランスフェラーゼ（ALT）の上昇がみられることがあるが，これは一過性であることが多い．きわめてまれではあるが，投与量とは関係なく致命的な肝障害が起こることが知られている．

▶ ラモトリギン（商品名：ラミクタール）

特徴 双極性障害の気分エピソードの再発・再燃を抑制する．

用法 単剤，またはバルプロ酸との併用で用いられる．

薬物動態 主としてグルクロン酸転移酵素（主に UGT1A4）で代謝される．

相互作用 バルプロ酸との併用で作用が増強される．フェニトイン，カルバマゼピン，フェノバルビタール，プリミドン，リファンピシン，ロピナビル・リトナビル配合剤との併用で血中濃度が低下する．

副作用 発疹（7.0%），頭痛（4.2%），胃腸障害（3.7%），傾眠（3.7%）などであった．重大な副作用としてライエル症候群およびスティーブンス・ジョンソン症候群，薬剤性過敏症症候群などがみられることがある．

▶ クロナゼパム（商品名：リボトリール，ランドセン）

特徴 ベンゾジアゼピン系化合物である．抑制性の GABA ニューロンのシナプス後膜に存在するベンゾジアゼピン受容体にアゴニストとして高い親和性で結合し，GABA 親和性を増大させることにより，GABA ニューロン

気分安定薬の特徴　　**69**

互作用に加え，脳機能に対する影響に注意する必要がある．なお，ラモトリギンでは脳循環機能改善薬などとの相互作用は報告されていない．

a）炭酸リチウムを使う場合

脳循環機能改善薬などとの相互作用はないが，脳に器質的障害がある場合には神経毒性が出現する可能性がある．とくに高齢者に対して使用する場合には慎重に投与する．また，重大な副作用として認知症様症状，意識障害があり注意が必要である．その他にもさまざまな精神神経症状（めまい，眠気，言語障害，不眠，脳波異常など），錐体外路症状が副作用としてあり，これらについても注意が必要である．

b）バルプロ酸を使う場合

脳循環機能改善薬などとの相互作用はないが，副作用として脳の萎縮，認知症様症状（健忘，見当識障害，言語障害，寡動，知能低下，感情鈍麻など），パーキンソン様症状（静止時振戦，硬直，姿勢・歩行異常など）がある．本症状は中止後1〜2ヵ月で回復するとされている．また，さまざまな精神症状も出現する．他にも高アンモニア血症による脳症に注意が必要である．

c）カルバマゼピンを使う場合

軽度〜中等度のアルツハイマー型認知症の治療薬であるドネペジルの代謝酵素を誘導し，代謝を促進するため作用が減弱する．副作用としてさまざまな精神神経症状，また錐体外路症状があり，注意が必要である．

d）クロナゼパムを使う場合

脳循環機能改善薬などとの相互作用はないが，脳に器質的障害がある患者では作用が増強される可能性がある．また，高齢者では運動失調に注意が必要であり，呼吸機能の低下に注意しなければならない．ベンゾジアゼピン系薬であり，依存，前向性健忘症，奇異反応などにも注意が必要である．

認知症の患者に使用する

気分安定薬は症状により調整するが，できる限り少量での処方を行う．ドネペジルを服用している場合，カルバマゼピンはドネペジルの代謝酵素を誘導し，代謝を促進することでドネペジルの作用を減弱させるため原則

として併用しないことが望ましい.

パーキンソン病の患者に使用する

　パーキンソン病患者の気分障害に気分安定薬を使用する場合，バルプロ酸，カルバマゼピンではパーキンソン症状を悪化させてしまう可能性があり注意が必要である．また，炭酸リチウムによる粗大振戦にも注意が必要である．症状により調整するが，できる限り少量での処方を行う.

がん患者に使用する

> ▶症状により調整するが，できる限り少量での処方を行う.
>
> ▶カルバマゼピン（テグレトール）は，CYP3A4 で代謝される多くの抗がん剤と相互作用があるため，併用には注意する.

　がん患者では身体的症状として食欲不振，倦怠感，思考力低下，不眠，易疲労感などに加え，抑うつやせん妄などさまざまな精神症状が発症し，向精神薬を投与することが多い．がん患者の気分障害に気分安定薬を使用する場合，薬剤間の相互作用に加え，がんにより障害を受けている機能に与える影響についても注意しなければならない.

a) 炭酸リチウム，バルプロ酸，クロナゼパムを使う場合

　抗がん剤との相互作用はないが，消化器症状（嘔気・嘔吐，下痢，食欲不振，胃部不快感など）の出現に注意が必要である．また，肝機能障害，腎機能障害などにも留意する.

b) カルバマゼピンを使う場合

　代謝酵素（CYP3A4）誘導作用により抗がん剤の代謝を促進し，作用を減弱させる可能性がある（表 2-4）．その他，消化器症状（嘔気・嘔吐，下痢，食欲不振，胃部不快感など）の出現にも注意が必要である．また，肝機能障害，腎機能障害などにも留意する.

身体疾患を合併している場合

表2-4　カルバマゼピンにより作用が減弱する恐れのある
　　　　抗がん剤

・イリノテカン	・ソラフェニブ	・ラパチニブ
・イマチニブ	・スニチニブ	・タミバロテン
・ゲフィチニブ	・ダサチニブ	・テムシロリムス
・トレミフェン	・ニロチニブ	・アキシチニブ　　　など

胃炎・胃潰瘍患者に使用する

▶基本的に消化器症状が生じる可能性が高いため，症状を観察しながら投与する．

　気分安定薬は副作用として消化器症状（嘔気・嘔吐，下痢，食欲不振，便秘，胃部不快感など）を生じる薬剤が多く，使用には注意が必要である．なお，バルプロ酸，クロナゼパム，ラモトリギンでは，胃炎・胃潰瘍時に使用される薬との相互作用は報告されていない．

a）炭酸リチウムを使う場合

　ナトリウムや水分の不足により体内リチウム濃度が上昇するため，食事制限および水分摂取不足の患者に対しては慎重投与となっており，胃炎・胃潰瘍に伴う食事や水分量の低下には注意する．また，発症頻度は0.5〜5%未満であるが，口渇，嘔気・嘔吐，下痢，食欲不振，胃部不快感などが生じることがある．

b）カルバマゼピンを使う場合

　メトクロプラミドとの併用で神経症状（歩行障害，運動失調，眼振，複視，下肢反射亢進）が現れたとの報告がある．また，発症頻度は0.5〜5%未満であるが，食欲不振，悪心・嘔吐，便秘，下痢，口渇などが生じることがあり注意する．

肝機能障害の患者に使用する

▶原則，バルプロ酸は使用しない．他の薬剤を使用する場合は，肝機能検査の値を考慮して使用する．

a）炭酸リチウムを使う場合

肝機能障害のある患者では肝機能障害を増悪させる恐れがある．また，発生頻度 0.5〜5％未満で肝機能異常が生じることがあり注意する．

b）カルバマゼピンを使う場合

発生頻度は不明であるが，重大な副作用として胆汁うっ滞性，肝細胞性，混合型，または肉芽腫性の肝機能障害，黄疸が現れ，劇症肝炎などに至ることがあるので注意する．

c）バルプロ酸を使う場合

重篤な肝機能障害のある患者には肝機能障害が強く現れ致死的になる恐れがあるため禁忌とされている．

d）クロナゼパムを使う場合

肝機能障害のある患者では，排泄が遅延する恐れがあるため，慎重に投与する．発症頻度は不明であるが，重大な副作用として肝機能障害，黄疸が生じることがあり慎重に投与する．

e）ラモトリギンを使う場合

重大な副作用として，肝炎，肝機能障害および黄疸（0.1％）が現れることがあるので注意する．

腎機能障害の患者に使用する

> ▶炭酸リチウムは禁忌であり使用しない．他の薬剤は腎機能検査の値を考慮して使用する．

a）炭酸リチウムを使う場合

腎機能障害のある患者はリチウムの体内貯留を起こしやすい状態にあるため投与禁忌であり，腎機能障害の既往歴のある患者にも慎重に投与する．また，発生頻度は不明であるが，重大な副作用として急性腎障害，間質性腎炎，ネフローゼ症候群が現れることがあるため注意する．

b）カルバマゼピンを使う場合

腎機能障害のある患者は代謝・排泄機能が低下しているため，厳密に血中濃度をモニターしながら慎重に投与する．

身体疾患を合併している場合　**81**

c）クロナゼパムを使う場合

腎機能障害のある患者では，排泄が遅延する恐れがあるため，慎重に投与する．

d）ラモトリギンを使う場合

腎不全患者では腎クリアランスが低下しているため，ラモトリギンの血中濃度が高くなることがあり，慎重に投与する．

風邪の患者に使用する
（気分安定薬を服用中の患者が風邪をひいた場合）

▶炭酸リチウムは，風邪薬に含まれる NSAIDs との相互作用で血中濃度が上昇するため，NSAIDs を含まない風邪薬を使用する．解熱鎮痛薬としてアセトアミノフェンを含有する薬剤を使用する．

▶風邪による発熱で脱水を起こしている場合には，炭酸リチウムの使用に十分注意する．

気分安定薬との相互作用に注意して風邪薬を使用する．カルバマゼピンの抗コリン作用と総合感冒薬に含まれる抗コリン薬との相互作用により排尿障害や便秘が生じる可能性がある．また，総合感冒薬には，リン酸コデインやジヒドロコデイン，抗ヒスタミン薬などの中枢神経抑制薬が含まれていることがあり，作用が増強される可能性があるため，注意が必要である．

終末期の患者に使用する

▶気分安定薬は，消化器症状の出現に十分注意して使用する．

終末期患者ではさまざまな精神症状のほかに嘔気や食欲低下といった身体的な症状も多くみられる．気分安定薬は，副作用として消化器症状が多くみられるため，使用にあたっては注意が必要である．

また，気分安定薬として使用される可能性のあるガバペンチンにおいて，終末期がん患者の神経障害性疼痛に対して投与後にミオクローヌスを

認め，中止後すみやかに改善したとの報告がある．ミオクローヌスはガバペンチンのまれな副作用ではあるが，終末期がん患者では，低用量でも発症する可能性が示唆され，慎重な投与が必要である[6]．また，終末期前立腺がん男性患者のホットフラッシュにガバペンチンが著効したとの報告[7]もあるが，注意が必要である．

高齢者，小児，妊婦・授乳婦に気分安定薬をどう使うか

高齢者への使い方

▶成人の 1/3～1/2 程度の投与量から開始し，様子をみながら増量する．

▶脳に器質的な障害がある場合と心疾患がある場合は，炭酸リチウムの使用には注意が必要である．

▶肝機能障害のある場合は，バルプロ酸の使用には十分注意が必要である．

▶カルバマゼピンは併用剤と用量に十分注意する．

　高齢者では加齢に伴う生理機能の低下があり，肝臓における代謝や腎臓における排泄についても能力が低下している．また，血漿アルブミンが減少していることが多いため，遊離型薬物の血中濃度が上昇し，薬物が蓄積しやすくなっている．したがって，薬剤の投与は漸増法が基本であり，1日初期用量としては成人の 1/3～1/2 程度の投与量で開始する．

a）炭酸リチウムの使い方

　炭酸リチウムは脳に器質的な障害がある場合，神経毒性が出現する．また，心疾患では心機能障害が引き起こされる可能性があり慎重に投与する必要がある．

b）バルプロ酸の使い方

　バルプロ酸では，脳萎縮，認知症様症状，パーキンソン病様症状の出現する可能性がある．また，肝機能障害に伴う高アンモニア血症による意識障害にも十分注意が必要である．

c）カルバマゼピンの使い方

　カルバマゼピンは多くの薬剤と相互作用を生じることから，高齢者の身

体疾患に使用される薬剤との相互作用に十分注意して使用する.

d）クロナゼパムの使い方

クロナゼパムは運動失調や呼吸抑制，前向性健忘症などの副作用に十分注意して使用する.

e）ラモトリギンの使い方

高齢者では，一般に生理機能が低下しているので，血中濃度の測定で適正な投与量を調節するなど，患者の状態を観察しながら慎重に投与する.

小・児への使い方

小児への気分安定薬の使用に関しては安全性が未確立であり，使用には十分注意が必要である．バルプロ酸，カルバマゼピンは，抗てんかん薬としての使用に関して，添付文書上，低出生体重児，新生児での安全性は未確立と記載されている．また，原因不明の乳児死亡の家族歴のある患者では，バルプロ酸は慎重な投与が必要である．クロナゼパムは乳児・幼児において喘鳴，唾液増加，嚥下障害が報告されている．ラモトリギンは，双極性障害における気分エピソードの再発・再燃抑制について，小児および18歳未満の患者に対する有効性および安全性は確立していない.

妊婦・授乳婦への使い方

▶炭酸リチウム（リーマス），バルプロ酸の妊婦への使用は禁忌であり，抗精神病薬への切り替えが推奨されている.

▶NICEではカルバマゼピンを妊娠中の女性に用いないことを推奨しており，抗精神病薬への切り替えが推奨されている.

▶ラモトリギンは，可能な限り低用量とすることが推奨されている.

▶リチウムでは中毒症状の報告があるため，リチウム以外で治療することがむずかしく，児にリチウム中毒が起こりうることについて同意が得られた母親のみに使用することが望ましい．また，使用の際には母体の血中濃度をモニタリングすることも考慮する.

a）妊婦の場合

気分安定薬の妊婦（新生児）に対する危険度を表2-5に示す.

表 2-5　気分安定薬の妊婦（新生児）に対する危険度

分　類	一般名（商品名）	奇形報告	添付文書	米国FDA	豪州 ADEC	虎ノ門
抗躁薬	炭酸リチウム（リーマス）	○	禁忌	D	D	3
	バルプロ酸（デパケン，バレリン）	○	禁忌			5
抗てんかん薬	カルバマゼピン（テグレトール）	○	◇	D	D	4
	ラモトリギン（ラミクタール）	○	◇	D	D	
（ベンゾジアゼピン系）	クロナゼパム（リボトリール，ランドセン）	○	◇		B3	3

各記号は抗うつ薬の章　表 1-19（p.59）を参照.

①炭素リチウムの使い方

　炭酸リチウムは，妊娠またはその可能性のある女性では胎児に心臓奇形の報告がある．とくに妊娠末期では分娩直前に血清リチウム濃度の異常上昇があり禁忌となっている．「周産期メンタルヘルスコンセンサスガイド2017」（以下コンセンサスガイド）では，抗精神病薬など他の治療薬が効果的でない場合を除いて使用しないことが推奨されている．

②バルプロ酸の使い方

　バルプロ酸は，妊娠またはその可能性のある女性では奇形児出産（二分脊椎児，心室中隔欠損症などの心奇形，多指症・口蓋裂など外表奇形，前頭部突出，両眼離開，鼻根扁平，浅く長い人中溝，薄い唇などの特有の顔貌）が報告されており禁忌となっている．コンセンサスガイドでは，バルプロ酸服用中の患者が妊娠した場合には，服薬の中止について話し合うことを推奨している．

③カルバマゼピンの使い方

　有益性が安全性を上回る場合にのみ投与とされているが，その場合には他の抗てんかん薬との併用は避け，単剤で投与を行う．奇形児出産（口蓋裂，口唇裂，心室中隔欠損症など）などの疫学的調査報告，葉酸低下の報告，新生児に出血傾向や禁断症状の出現の報告がある．コンセンサスガイドでは，抗精神病薬など他の治療薬が効果的でない場合を除いて使用しな

いことが推奨されている.

④クロナゼパムの使い方

有益性が安全性を上回る場合にのみ投与とされているが, ジアゼパム, クロルジアゼポキシドなどで奇形児の報告, 新生児に無呼吸, 嗜眠, 筋緊張低下が報告されている. コンセンサスガイドによると, ベンゾジアゼピン系薬剤による先天性異常, 口唇口蓋裂や主要な心奇形のリスクが増すことはないが, 帝王切開, 流産や呼吸器疾患のリスク増加を示唆するエビデンスが紹介されている. また, 依存性などの有害事象があるため, 短期間, 必要最小量の使用が推奨されており, 代替薬としてプロメタジンの使用を推奨している.

⑤ラモトリギンの使い方

妊婦または妊娠している可能性のある婦人には治療上の有益性が危険性を上回ると判断される場合にのみ投与とされている. ケースコントロール研究においては, 他の奇形と比較して, 本剤の使用に伴う口蓋口唇裂の発現リスクが高いとの結果は得られていない. コンセンサスガイドでは, 重篤な副作用に薬疹があるため, 妊婦への使用は, 過去の服用歴と安全性が確認され, 効果が期待できる患者にとどめ, 可能な限り低用量とすることが推奨されている.

b) 授乳婦の場合

気分安定薬はすべて母乳中に移行し, 乳児は肝・腎機能が未発達であるため, 授乳は避けることが望ましい. クロナゼパムでは, 新生児に無呼吸, 黄疸増強, ジアゼパムで嗜眠, 体重減少などの報告がある. しかし, コンセンサスガイドでは, 向精神薬は母乳中に分泌されるが, 児の摂取量は妊娠中の胎児が経胎盤的に曝露する量に比べはるかに少なく, 10%以下, あるいは1%にも満たないレベルであるため, 薬物療法と母乳育児を両立することは国際的なコンセンサスとなっているとしている.

---

1) Frances A, Kahn DA, et al：エキスパートコンセンサスガイドライン：精神分裂病と双極性障害の治療, 大野 裕（訳）, ライフ・サイエンス, 東京, p61-70, 1997
2) 吉尾 隆：向精神薬と他剤との相互作用で気をつけなければならないものは何でしょうか？ 精神分裂病の薬物療法100のQ&A, 藤井康男（編）, 星和書店, 東京, p307-309, 2000
3) 吉尾 隆：向精神薬を服用する際, 水で服用するのがよいのでしょうか？ 精神分裂病の薬物療法100のQ&A, 藤井康男（編）, 星和書店, 東京, p268-270, 2000

4) 吉尾　隆：向精神薬と自動車の運転の関係は？　精神分裂病の薬物療法 100 の Q & A，藤井康男（編），星和書店，東京，p138-141，2000
5) Ranganathan LN, Ramaratnam S：Rapid versus slow withdrawal of antiepileptic drugs. Cochrane Database Syst Rev, 2006
6) 本間英之，千原　明ほか：神経障害性疼痛に対しガバペンチン投与後に発症した，終末期がん患者におけるミオクローヌスの 2 例．Palliative Care Res **5**：308-313，2010
7) 荒木裕登，山中幸典ほか：終末期前立腺がんのホットフラッシュに対しガバペンチンが著効した 1 例．Palliative Care Res **4**：334-338，2009

コラム

炭酸リチウムの発見と作用

　リチウムは，クロルプロマジンが使用される以前にオーストラリアの精神科医 Cade によりすでに躁病患者に対する治療効果が確認されていた．尿酸塩がリチウム塩によく溶けることから痛風の治療に導入され，その結果，①治療を受けた患者たちが鎮静されたこと，②臭化リチウムが鎮静薬や抗けいれん薬として用いられていたこと，③うっ血性心不全に対し食塩の代わりに塩化リチウムが使用されたことで多くの死亡例が出たことから，現在の炭酸リチウムの作用と中毒症状が約 50～100 年前にすでに確認されていた．
　リチウムは 1 価の陽イオンを有するアルカリ金属であり，体内に存在し水溶性である．作用機序についてはまだ完全に解明されていないが，環状ヌクレオチド作動系における Gs 蛋白や Gi 蛋白に対する抑制作用や，イノシトールリン酸（PI）分解酵素を特異的に阻害することで PI 代謝回転の抑制作用などの，多くの作用が複合的に関連して作用するものと推測されている．

抗うつ薬

気分安定薬

抗不安薬

睡眠薬

抗精神病薬

抗不安薬とは

現在，使用されている抗不安薬のほとんどはベンゾジアゼピン系薬であるが，他にアザピロン誘導体（セロトニン1A受容体作動薬，日本国内ではタンドスピロンのみ）やSSRIが主に使用されている．また，バルビツール酸誘導体，ジフェニルメタン誘導体（ヒドロキシジン）などが使用されることもある．また，国内では適応外使用となるが，不整脈や高血圧の治療に用いられるアドレナリンβ受容体遮断薬（プロプラノロール，ピンドロール，カルテオロール）などが抗不安薬として使用されることもある（表3-1）．

抗不安薬の効果は，抗不安作用，イライラや焦燥感の改善，催眠作用，抗けいれん作用，筋弛緩作用など多岐にわたり，神経症性障害や心身症をはじめ，さまざまな精神科疾患に使用されている．

抗不安薬の特徴

ベンゾジアゼピン系抗不安薬（図 3-1[1]，3-2[1]）

▶ ベンゾジアゼピン系抗不安薬は情動と関係する大脳辺縁系，とくに，扁桃体の中心核，視床下部の乳頭体に選択的抑制作用をもち，そこに分布するGABA$_A$受容体のベンゾジアゼピン受容体（GABA［γ-アミノ酪酸］結合部位とクロライドチャネルが連動している）に結合して抗不安，抗けいれん，筋弛緩，鎮静，催眠，自律神経調節などの主な薬理作用を示す．

▶ GABA受容体には3つのサブタイプ（A，B，C）が存在するが，抗不安，催眠，鎮静作用はGABA$_A$受容体が関与している．

▶ 臨床的には，意識や高次の精神活動に影響を及ぼすことなく，不安，緊張などの情動異常を改善する．

▶ ベンゾジアゼピン系抗不安薬は筋弛緩作用が強いことから，整形外科領域においても使用されることがある．また，内科領域においても高血圧症や狭心症などにも使用される．

90 抗不安薬

表 3-1　抗不安薬の分類と特徴

分類		一般名（商品名）	剤形・規格	用量（mg/日）	t_{max}（時間）	$t_{1/2}$（時間）	力価（ジアゼパム換算）	筋弛緩作用
ベンゾジアゼピン誘導体	短時間型	エチゾラム*1（デパス）	錠：0.25 mg, 0.5 mg, 1 mg 細粒：1%	1.5～3	3	6	1.5	2+
		クロチアゼパム*1（リーゼ）	錠：5 mg, 10 mg 顆粒：10%	15～30	0.78	6.29	10	±
		フルタゾラム*2（コレミナール）	錠：4 mg 細粒：1%	12	1	3.5	15	±
		トフィソパム*3（グランダキシン）	錠：50 mg 細粒：10%	150	1	4～5	125	±
	中間型	ロラゼパム（ワイパックス）	錠：0.5 mg, 1 mg	1～3	2	12	1.2	+
		アルプラゾラム（コンスタン, ソラナックス）	錠：0.4 mg, 0.8 mg	1.2～2.4	2	14	0.8	±
		ブロマゼパム（レキソタン, セニラン）	錠：1 mg, 2 mg, 5 mg　細粒：50%	3～15	1	8～19	2.5	3+
		フルジアゼパム（エリスパン）	錠：0.25 mg	0.75	1	23	0.5	2+
		メキサゾラム*2（メレックス）	錠：0.5 mg, 1 mg 細粒：0.1%	1.5～3	1.2	60～150	1.67	±
		クロキサゾラム*2（セパゾン）	錠：1 mg, 2 mg 散：1%	3～12	2～4	11～21	1.5	+
	長時間型	ジアゼパム（セルシン）	錠：2 mg, 5 mg, 10 mg　散：1% シロップ：0.1% 注：5 mg, 10 mg	4～20	1	27～28	5	3+
		メダゼパム（レスミット）	錠：2 mg, 5 mg	10～30	0.5～1.5	51～120	10	±
		クロラゼプ酸二カリウム（メンドン）	カプセル：7.5 mg	9～30	0.5～1	24 以上	7.5	±
		クロルジアゼポキシド（コントール, バランス）	錠：5 mg, 10 mg 散：1%, 10%	20～60	1	6.6～28	10	+
		オキサゾラム*2（セレナール）	錠：5 mg, 10 mg 散：10%	30～60	8.22	55.86	20	±
	超長時間型	ロフラゼプ酸エチル（メイラックス）	錠：1 mg, 2 mg 細粒：1%	2	0.8	122	1.67	±
		フルトプラゼパム（レスタス）	錠：2 mg	2～4	4～8	190	1.67	2+
セロトニン1A受容体作動薬		タンドスピロン*4（セディール）	錠：5 mg, 10 mg, 20 mg	30～60	0.8～1.4	1.2～1.4	25	−

＊1：チエノジアゼピン誘導体，＊2：オキサゾベンゾジアゼピン誘導体，＊3：2,3 ベンゾジアゼピン（自律神経調節薬），＊4：アザピロン誘導体

抗不安薬の特徴

▶ バルビツール酸に比べて依存性も少なく安全であるといわれているが，常用量での依存も生じることが報告されており，慎重な使用法が求められている．なお，化学構造の骨格から，ベンゾジアゼピン誘導体とチエノジアゼピン誘導体に分けられる．

▶ エチゾラム（商品名：デパス）

特徴 日本で開発されたチエノジアゼピン誘導体で，短時間作用型である．脳内のベンゾジアゼピン受容体に結合することで GABA 神経系の作用を増強し，効果を現す．ベンゾジアゼピン ω_1 受容体とベンゾジアゼピン ω_2 受容体の両方に強い親和性をもつといわれている．ベンゾジアゼピンに比較して全般に薬理活性が強化され，抗不安作用はジアゼパムより強く，鎮静・催眠作用，筋弛緩作用も強い．

効果 抗うつ効果や抗不安効果もあるため，うつ病・統合失調症・神経症性障害・心身症などの睡眠障害に適応がある．

副作用 副作用としては眠気，ふらつきなどがある．筋弛緩作用を併せもつため，

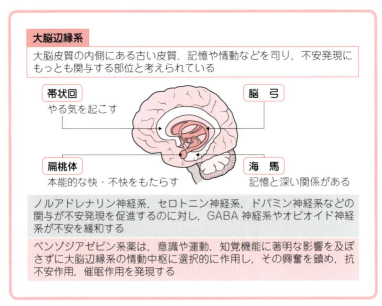

図 3-1　ベンゾジアゼピン系抗不安薬の作用①
[田辺三菱製薬株式会社ホームページ：心にはたらく薬（https://medical.mt-pharma.co.jp/learning/mind/cocoro-w）（2019 年 2 月 26 日閲覧）より許諾を得て改変し掲載]

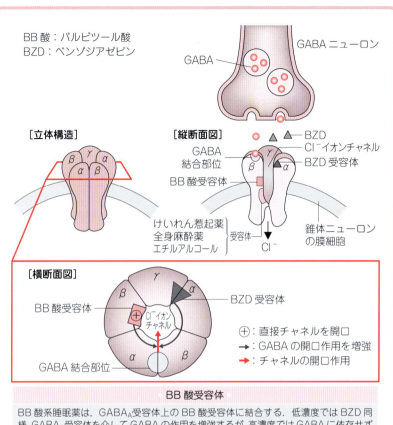

図 3-2 ベンゾジアゼピン系抗不安薬の作用②
[田辺三菱製薬株式会社ホームページ 心にはたらく薬（https://medical.mt-pharma.co.jp/learning/mind/cocoro-w）（2019 年 2 月 26 日閲覧）より許諾を得て改変し掲載]

BB 酸受容体
BB 酸系睡眠薬は，GABA_A 受容体上の BB 酸受容体に結合する．低濃度では BZD 同様，GABA_A 受容体を介して GABA の作用を増強するが，高濃度では GABA に依存せず直接 Cl⁻ イオンチャネルを開口させるため，脳幹部を含む脳全体に強い抑制作用を示す

BZD 受容体
BZD 系薬が BZD 受容体に結合すると，GABA_A 受容体を介して GABA の Cl⁻ イオンチャネル開口作用が増強され，Cl⁻ イオンの流入量がより増加する．そのため神経細胞の興奮をさらに抑制する

BZD 受容体のサブタイプ
哺乳類脳においては，BZD1（ω_1），BZD2（ω_2），BZD3（ω_3）という 3 つの BZD 受容体サブタイプが知られている．BZD1，BZD2 は中枢神経に存在（BZD1 は小脳や大脳皮質の一部に，BZD2 は脊髄に多く存在）している．また，GABA_A 受容体と共存するのは BZD1 と BZD2 である．BZD3 は以前は末梢性と呼ばれていたが，現在は中枢を含むすべての細胞のミトコンドリアに存在することがわかっている．BZD1 選択性睡眠薬は，作用点である BZD1 受容体が脊髄に少ないことから，筋弛緩作用の軽減が期待される

高齢者への投与は転倒，骨折といった事故につながることもあるので十分注意する．

▶ クロチアゼパム（商品名：リーゼ）

特徴 日本で開発されたチエノジアゼピン系誘導体で，短時間作用型抗不安薬である．抗不安作用はジアゼパムより強く，催眠作用，筋弛緩作用は弱い．したがって，眠気やふらつきなどの副作用が少ない．

効果 消化器系心身症や循環器系心身症に有効である．軽症例や高齢者には比較的安全に投与できる．

▶ フルタゾラム（商品名：コレミナール）

特徴 ベンゾジアゼピン系の短時間作用型抗不安薬で，薬理作用はジアゼパムに比べて弱いが，体内に蓄積しにくく，筋弛緩作用は弱く，消化管機能の安定化に優れた効果をもつ．

効果 消化器系心身症における精神症状，および身体症候に対する比較試験ではジアゼパムより改善率が高い．

▶ トフィソパム（商品名：グランダキシン）

特徴 多くのベンゾジアゼピン系抗不安薬が 1,4-ベンゾジアゼピンであるのに対し，本剤は 2,3-ベンゾジアゼピンからなる短時間作用型抗不安薬である．他の抗不安薬が大脳辺縁系を中心に作用するのに対して，視床下部に強く作用する．このことにより自律神経系の緊張，不均衡改善作用をもつ．抗不安作用に比して，鎮静・催眠作用，筋弛緩作用は弱く，副作用も少ない．

効果 神経症性障害の適応はなく，自律神経失調症，更年期障害などにみられる頭痛・頭重，倦怠感，心悸亢進，発汗などの身体症状に有効である．

▶ ロラゼパム（商品名：ワイパックス）

特徴 ベンゾジアゼピン系の中時間作用型抗不安薬である．抗不安作用，鎮静作用，睡眠作用，抗けいれん作用，筋弛緩作用を示すが，とくに抗不安作用は強いとされている．血中濃度半減期が短く，代謝経路が単純で速やかに尿中に排泄されるので，作用が強いわりには安全性が高い薬剤である．

効果 不安神経症，強迫神経症などに有効である．

副作用 高齢者では，副作用の出現頻度・程度とともに高まる傾向にあるので注意を要する．

抗不安薬

▶ アルプラゾラム (商品名：コンスタン，ソラナックス)

特　徴 ベンゾジアゼピン系の中時間作用型抗不安薬で，効果の発現は速やかであり，心身症や自律神経失調症に用いられる．催眠作用はかなり強い．

効　果 パニック障害やうつ病にも有効とされている．

注意点 すべての作用がジアゼパムより強く，薬物依存や眠気・ふらつきなどの副作用に注意が必要である．とくに高齢者では転倒，骨折といった事故につながることもあるので十分注意する．血中濃度半減期が比較的短いので離脱症状を起こしやすいため，高用量の使用は避けるべきである．

▶ ブロマゼパム (商品名：レキソタン，セニラン)

特　徴 ベンゾジアゼピン系の中時間作用型抗不安薬である．動物実験によると，鎮静作用，馴化作用，筋弛緩作用，抗けいれん作用はジアゼパムより強く，とくに筋弛緩作用，抗けいれん作用の条件反射反応抑制作用は著明といわれている．

効　果 強い抗不安作用，抗緊張作用を有し，強迫・恐怖症にも用いられる．罹病期間の長い慢性例の神経症性障害や心身症にも使用される．

副作用 副作用は筋弛緩作用が比較的強いため，高齢者では転倒，骨折といった事故につながることもあるので十分注意する．頻度は不明であるが連用で薬物依存，統合失調症の患者に投与すると刺激興奮，錯乱が出現することがある．

▶ メキサゾラム (商品名：メレックス)

特　徴 ベンゾジアゼピン系の長時間作用型抗不安薬である．向精神薬として規制されていない薬剤の一つである．抗不安作用はジアゼパムと同等もしくはやや弱く，筋弛緩作用，鎮静作用は明らかに弱い．副作用はジアゼパムと同程度である．高齢者へ適した薬剤とされる．

効　果 不安障害に伴う抑うつ気分に効果はあるが，気分障害の抗うつ効果は期待できない．強迫症状への効果は認められており，緊張状態や恐怖症への効果も認められている．心臓神経症へも効果を示す．

▶ クロキサゾラム (商品名：セパゾン)

特　徴 ベンゾジアゼピン系の長時間作用型抗不安薬で，オキサゾラムと類似の構造をもつ．

効　果 抗不安作用，鎮静・催眠作用はジアゼパムと同程度で，抑うつ神経症，強迫神経症に対しても効果がみられる．治療効果は，投与開始後の1～

抗不安薬の特徴　　**95**

2 週間で認められる.

副作用 副作用として，眠気，ふらつきがある.

▶ ジアゼパム（商品名：セルシン，ホリゾン）

特　徴 ベンゾジアゼピン系の代表的な薬剤で長時間作用型である．代謝物であるノルジアゼパムの蓄積により作用時間が長い．剤形も種類が多い．注射剤は急性の不安発作のほか，てんかん重責状態やアルコール離脱時の振戦せん妄などにも用いられる．坐剤は小児用の製剤である.

効　果 抗不安作用のほか，鎮静・催眠作用，筋弛緩作用，抗けいれん作用をもっているので，適応となる疾患は多い.

▶ メダゼパム（商品名：レスミット）

特　徴 ベンゾジアゼピン系の長時間作用型抗不安薬である．ジアゼパムと比べて抗不安作用はほぼ同等であるが，鎮静作用，睡眠作用，筋弛緩作用が弱いので日中の活動時に用いるのに適した抗不安薬として day time tranquilizer とも呼ばれている．適応症も広い．長時間作用型の抗不安薬は，肝臓で代謝され活性代謝物を生じる．定常状態になるのが遅いことから夜間に服用すると催眠効果を発揮して，翌日には抗不安薬として作用する.

▶ クロルジアゼポキシド（商品名：コントール，バランス）

特　徴 最初に合成されたベンゾジアゼピン系抗不安薬である．活性代謝物の血中濃度半減期が長いため，長時間作用型とされている.

効　果 作用は緩和で神経症性障害や心身症，うつ病に伴う不安・緊張などに用いられる．また，アルコール依存症の離脱期における不安・緊張に対しても用いられる．鎮静・催眠作用，筋弛緩作用，抗けいれん作用はいずれも弱い.

▶ オキサゾラム（商品名：セレナール）

特　徴 ベンゾジアゼピン系の長時間作用型抗不安薬である．抗不安作用は緩和で，眠気や筋弛緩などの副作用は少ない．比較的安全で使いやすい薬剤なので，精神科以外の領域でもしばしば使用される.

効　果 神経症性障害における不安，緊張，抑うつ，睡眠障害，心身症における身体症候ならびに不安，緊張，抑うつに有効.

▶ ロフラゼプ酸エチル（商品名：メイラックス）

特　徴 長時間作用型抗不安薬である．効果発現は速やかで持続的なので，1日1回の投与で十分である．

効　果 退薬症状の出現しづらい薬剤であることから，不安障害の維持療法などに適している．抗不安作用は強く，鎮静・催眠作用も強いが，筋弛緩作用は弱いので高齢へも比較安全に投与できる．また抗けいれん作用もあり，小児に対してとくに有用性が認められている．

副作用 副作用としては眠気，めまい，ふらつきなどがある．

▶ フルトプラゼパム（商品名：レスタス）

特　徴 ベンゾジアゼピン系の長時間作用型抗不安薬である．プラゼパムの構造式にフルオロ基がついたもので，鎮静作用，抗けいれん作用がジアゼパムより強い．筋弛緩作用は強いが，正向反射抑制作用は弱いので運動失調は起こりにくい．抗不安作用が強く，かつ持続的で作用時間の長いことである．1日1回の服用で十分な効果が得られる．

効　果 神経症性障害，心身症にみられる不安，緊張，抑うつ，睡眠障害に適応がある．

アザピロン誘導体（セロトニン1A受容体作動薬）

▶ 脳内セロトニン（5-HT$_{1A}$）受容体を選択的に刺激することで抗不安作用と抗うつ作用を示す．

▶ 5-HT受容体のサブタイプでは5-HT$_{1A}$，5-HT$_{2A}$，5-HT$_{2C}$，5-HT$_3$受容体が不安に関与するとされているが，なかでも5-HT$_{1A}$がもっとも重要といわれている．

▶ 一方，ベンゾジアゼピン/GABA複合受容体には作用しないので，ベンゾジアゼピン系抗不安薬にみられる鎮静・催眠作用，筋弛緩作用，抗けいれん作用などを示さない．また，ベンゾジアゼピン誘導体と異なり，精神的・身体的依存の形成は認められない．

▶ ベンゾジアゼピン系抗不安薬に比べ効果の発現が遅く，1〜2週間が必要といわれている．

▶ タンドスピロン（商品名：セディール）

特　徴 アザピロン誘導体に属する日本初のセロトニン作動性抗不安薬で，短時

抗不安薬の特徴　**97**

間作用型である．これまでの抗不安薬や抗うつ薬に比べ，精神症状よりも身体症状を比較的容易に寛解させるという臨床上の特徴がみられる．また，眠気，ふらつき，倦怠感，口渇，便秘などの副作用が少ない．

効 果 神経症性障害の抑うつ，恐怖症状や心身症に有効である．心身症（自律神経失調症，本態性高血圧症，消化性潰瘍）における身体症候ならびに抑うつ，不安，焦燥，睡眠障害に使用する．

相互作用 ブチロフェノン系誘導体との併用で錐体外路症状を増強することがある．カルシウム拮抗薬との併用で降圧作用を増強することがある．

副作用 眠気，めまい，ふらつき，肝機能障害，動悸，食欲不振，口渇，便秘，下痢などがある．

注意点 ベンゾジアゼピン誘導体とは交差依存性がないため，ベンゾジアゼピン誘導体からの切り替え時には離脱症状を引き起こさないよう，ベンゾジアゼピン系抗不安薬を徐々に減量する必要がある．

安心して抗不安薬を使うには

神経症性障害と心身症とは

神経症性障害（神経症）は，心理的原因（心因）により精神的あるいは身体的機能障害が発症する非器質性，可逆性の疾患群である．反復する過度の不安が症状の中心で，病型によりヒステリー症状，恐怖症，強迫症状，うつ状態などがある．一般診療科受診者の20％は神経症性障害といわれる．好発年齢は10歳代後半から30歳代が多く，加齢による人格成熟に伴い減少する．神経症性障害には，抗不安薬，抗うつ薬，睡眠薬などが中心に使用される．身体化患者に対しては，不安感情とうつ気分が共通して存在するため抗うつ薬と抗不安薬が併用される．

心身症は，身体疾患の中でその発症や経過に心理社会的因子が密接に関与し，器質的ないし機能的障害が認められる病態を指し，神経症性障害やうつ病などの他の精神障害に伴う身体症状は除外される．しかし，その訴えは通常の身体症状であり，その出現や訴えの強弱が心理的因子に影響されていると考えられ，身体症状を主とする神経症性障害は心身症と重複する．また，ストレスが心身症の原因，つまりストレスを感じやすい人ほど心身症になりやすい．一般に精神症状は神経症性障害に比べ軽く，主に抗不安薬を用い，必要に応じて抗うつ薬を使用する．薬剤は最低用量で用い，

抗うつ薬，抗不安薬，β遮断薬を併用することもある．また，薬剤の効果には個人差も多く，用量や種類を調節しながら用いる．

ベンゾジアゼピン系抗不安薬の使い方

ベンゾジアゼピン系抗不安薬は，①抗不安作用の強弱，②作用時間の長短，③力価により使い分けられる．病態による抗不安薬の選択基準は，以下のとおりである．

- ・心身症や軽度の神経症性障害の場合は，抗不安作用の弱い抗不安薬
- ・不安感が強く重度の神経症性障害の場合は，抗不安作用が強く作用時間の短い抗不安薬
- ・抑うつ症状がある場合は，抗うつ効果のある抗不安薬
- ・恐怖・強迫症状がある場合は，抗不安作用が強く作用時間の短い抗不安薬
- ・高齢者・小児などの場合は，抗不安作用が弱く代謝過程が単純な抗不安薬

基本的に，予期不安には作用時間が短く抗不安作用の強いエチゾラム，ロラゼパム，ブロマゼパムなどを使用し，持続する不安には作用時間の長く抗不安作用の強いロフラゼプ酸エチルを使用する．また，抑うつのある場合には抗うつ作用をもつアルプラゾラムが使用される（表3–2[2]，3–3[1]）．

抗不安薬の適応症としては，神経症性障害での不安・緊張・焦燥・抑うつ，心身症での身体症状，不安・緊張・抑うつ，うつ病での不安・緊張などがある．また抗うつ薬の章でも述べたように，ベンゾジアゼピン系抗不安薬と抗うつ薬の併用は，不安の著しく強いうつ病患者やパニック障害患者に用いられる．この併用は，主観的な有害作用を軽減し，不眠や不安を急速に改善させることによってアドヒアランスを改善させる．しかし，併用は過鎮静や認知障害，大量服用による死亡の可能性もある．

a）神経症性障害での使い方

神経症性障害では薬物療法により，不安や緊張による身体的反応を除くことでさらに増強する不安や緊張を断ち切り，悪循環となっていた心理状態を緩和し自己への洞察を深める余裕をつくることが目標となる．しかし，一般に心理的加工を経て症状が固定したヒステリー，強迫神経症，離人神経症など，性格的要因の強い神経症ほど薬剤の効果は期待しにくいと

安心して抗不安薬を使うには **99**

表 3-2　抗不安薬の作用と分類

抗不安作用の強弱	一般名 (商品名)	作用時間
弱	トフィソパム (グランダキシン)*	短
	クロチアゼパム (リーゼ)	短
	オキサゾラム (セレナール)	長
	メダゼパム (レスミット)	長
	クロルジアゼポキシド (バランス, コントール)	長
	エチゾラム (デパス)	短
	アルプラゾラム (コンスタン, ソラナックス)	中
	フルジアゼパム (エリスパン)	長
	メキサゾラム (メレックス)	長
	ジアゼパム (セルシン, ホリゾン)	長
	ロフラゼプ酸エチル (メイラックス)	超長
	ロラゼパム (ワイパックス)	中
	ブロマゼパム (レキソタン, セニラン)	中
強	クロキサゾラム (セパゾン)	長
	フルトプラゼパム (レスタス)	超長

短：6時間以内, 中：12〜24時間以内, 長：24時間以上, 超長：90時間以上.
*：ベンゾジアゼピンではない
[浦部晶夫ほか (編)：今日の治療薬2019：解説と便覧. 南江堂, p878, 2019をもとに作成]

いわれている.

①全般性不安障害 (generalized anxiety disorder：GAD) の薬物療法

　ベンゾジアゼピン系抗不安薬の抗不安作用は, 不安障害に対して有効である. これらの薬剤による不安の改善率は60〜70%程度といわれており, 治療効果がある症例では1週間以内に効果が現れ[3], 6週間で著しい効果がみられるといわれている. また, 不安自体も経過の中で強弱を示すことがあり, 頓服で対応することで効果がある場合がある. ベンゾジアゼピン系薬は常用量で依存が形成されることも報告されており, 前向性の健忘症や脱抑制に注意して使用する必要がある. アザピロン誘導体は現在, 日本国内で使用できる薬剤はタンドスピロンのみであり, 心身症の身体症候, および抑うつ, 恐怖, 不安, 焦燥, 睡眠障害などの精神症状に改善効果があるといわれている. 抗不安効果はジアゼパムとほぼ同等で, 鎮静効果が少ないことが特徴となっている. また, 依存性もみられないことも特徴であ

表 3-3　抗不安薬の適応症

抗不安作用の強さ	作用時間	一般名	効能・効果の概略											
			神経症	うつ病	心身症	頸椎症腰痛症	筋収縮性頭痛	統合失調症の睡眠障害	麻酔前投薬	脳脊髄疾患	自律神経失調症	頭部・頸部損傷	卵巣欠落症状	更年期障害
強い薬剤	短	エチゾラム	○	○	○	○	○	○						
		ブロマゼパム	○	○	○				○		(○)			
		ロラゼパム	○								(○)			
	長	クロキサゾラム	○		○				○		(○)			(○)
		フルトプラゼパム	○											
中等度の薬剤	短	フルタゾラム			○									
		アルプラゾラム			○						(○)			
	長	ロフラゼプ酸エチル	○		○						(○)			
		メダゼパム	○		○						(○)			
		クロルジアゼポキシド	○		○						(○)			
		ジアゼパム	○	○	○	(○)			○	○	(○)			(○)
		フルジアゼパム			○						(○)			
		クロラゼプ酸二カリウム	○											
		メキサゾラム	○								(○)			
弱い薬剤	短	クロチアゼパム			○						(○)			
		トフィンパム									(○)	○	○	
	長	オキサゾラム	○		○						(○)			
		タンドスピロン*（セロトニン作動薬）	○								(○)			

（○）：心身症として記載されたもの．*：アザピロン誘導体

(注意)　＜禁忌＞＜効能・効果＞＜用法・用量＞＜使用上の注意＞などについては，各製品添付文書を参照．

［田辺三菱製薬株式会社ホームページ：心にはたらく薬（https://medical.mt-pharma.co.jp/learning/mind/cocoro-w）（2019 年 2 月 26 日閲覧）より許諾を得て改変し掲載］

る.

　アドレナリンβ受容体遮断薬は不安に伴う動悸，振戦，手掌の発汗などの身体症状の治療に有効である[4].

　プロプラノロールは，社会不安障害（社会恐怖）と関連した不安に伴う末梢症状や，試験，音楽のリサイタルなどの緊張する場面で起きる不安を

減少するのに有効なことが報告されている.

②パニック障害（panic disorder：PD）の薬物療法

パニック発作の予防には，抗うつ薬のSSRI（パロキセチン，フルボキサミン：国内では適応外），三環系抗うつ薬（クロミプラミン：国内では適応外，イミプラミン：国内では適応外）が用いられている．パロキセチンはパニック障害の治療効果の点でプラセボより優れていることも示されており，他のSSRIも有効であることが報告されている（国内ではパロキセチンとセルトラリンに適応がある）．ベンゾジアゼピン系薬では高力価，中間作用型のアルプラゾラムはパニック障害に有効であるという報告が多く，予期不安に有効で，イミプラミンよりも即効性があるといわれている．また，長期作用型のクロナゼパムにも良好な効果が認められたことが報告されており，ロラゼパムの有効性も報告されている．

その他，アドレナリンβ受容体遮断薬，アドレナリンα_2受容体作動薬（クロニジン），カルシウム拮抗薬（ベラパミル）などに効果が認められたとする報告があるが，確定された報告はみられない．

③強迫性障害（obsessive-compulsive disorder：OCD）の薬物療法

抗うつ薬のクロミプラミンやフルボキサミンに有効性が認められ，フルボキサミンは米国では強迫性障害の治療のみ承認されている[5]（国内ではフルボキサミンとパロキセチンに適応がある）．ベンゾジアゼピン系薬ではアルプラゾラム，ブロマゼパム，クロナゼパム，ジアゼパムなどの効果についての報告がみられる．クロナゼパムでは2週間目に改善を示し，クロミプラミンでは3週目に改善を示したが，クロナゼパムではそれ以上改善は進まず，クロミプラミンでは6週目まで改善がみられたとの報告がある[6].

④社会不安障害（social anxiety disorder：SAD）の薬物療法

社会不安障害（社会恐怖）を対象としたアルプラゾラム，クロナゼパム，ロラゼパムなどについての比較研究では，ロラゼパムでプラセボよりも効果を認め，クロナゼパムでもプラセボに対して有意に改善を認めたとの報告がある．また，SSRI（国内ではフルボキサミン，パロキセチン，エスシタロプラムに適応がある）も用いられ，MAO阻害薬，アドレナリンβ受容体遮断薬に関する報告も多くみられる．とくにMAO阻害薬はパニック

障害に伴う広場恐怖，外傷後ストレス障害，摂食障害，社会不安障害，疼痛症候群に有効である可能性がある．

b）心身症での使い方

　一般に精神症状は神経症性障害に比べ軽く，薬剤も最低用量で用いる．抗うつ薬，抗不安薬，アドレナリンβ受容体遮断薬を用い，併用することもある．また，薬剤の効果には個人差も多く，用量や種類を調節しながら用いる．

①過敏性腸症候群の薬物療法

　過敏性腸症候群は器質的な異常がみられないにもかかわらず，腹痛を伴った便通異常をきたす疾患である．病態としては，①腸管の異常運動，②腸管の疼痛閾値の低下，③心理的問題の3点が相互に作用していると考えられる．薬物療法としては，抗不安薬，抗うつ薬の投与を行い，SSRIも用いられる．また，三環系抗うつ薬は抗コリン作用により腸管の異常運動を抑制する．

②狭心症の薬物療法

　心臓神経症では，胸痛や胸部圧迫感が本当の狭心痛なのか判断がつきにくく，抑うつ状態により狭心痛が起きることもある．狭心症の発作に対する予期不安を軽減するために抗うつ効果をもった抗不安薬を用いる．

③気管支喘息の薬物療法

　気管支喘息の患者では，うつ症状がみられる場合が多く，その原因として，喘息にうつを併発している場合，喘息の症状によるうつ状態の場合，ステロイドの使用によるうつ状態の場合などが考えられる．このような場合は抗うつ薬を用いるが，抗コリン作用の強い薬剤では注意が必要である．三環系抗うつ薬よりも四環系抗うつ薬が使いやすく，SSRI，SNRIはさらに副作用が少なく，使用しやすい．

④過換気症候群の薬物療法

　必要以上に急激に呼吸が速くなり，換気過剰になる状態を過換気発作という．息苦しさ，動悸，胸の圧迫感，めまいなどが生じ，このまま死んでしまうのではないかと強い不安を感じる．発作に対する予期不安も強く，パニック障害と同じような症状を起こす（図3-3）[7]．第一選択薬としては，高力価のベンゾジアゼピン系薬，第二選択薬として三環系抗うつ薬，SSRI，SNRIなどを用いる．

安心して抗不安薬を使うには　**103**

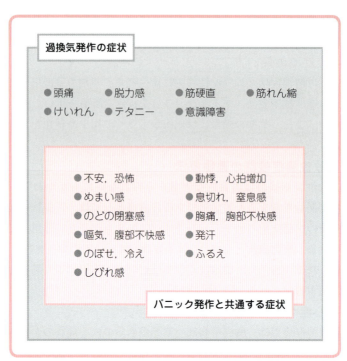

図 3-3　過換気発作の症状

⑤ その他

　前述の疾患以外にも，不眠，頭痛，本態性高血圧，消化性潰瘍，痙性斜頸，過食症などがあり，必要に応じて抗不安薬，抗うつ薬，アドレナリンβ受容体遮断薬などが用いられる．

抗不安薬を安全に服用するために（表 3-4）

　副作用として精神機能の低下（眠気，ふらつきなど），認知・記憶障害，逆説反応（脱抑制），反跳性不安と依存，呼吸抑制，（前向性）健忘などがあり注意が必要である．また，甲状腺機能障害，呼吸器疾患，カフェイン中毒や薬物など器質的な原因による不安にベンゾジアゼピン系抗不安薬を用いてはならない．また，慢性閉塞性肺疾患や睡眠時無呼吸症の患者では臨床的に問題となる呼吸抑制を起こしうる．さらに，薬物依存の既往や認知障害，腎疾患，肝疾患，ポルフィリン症，中枢神経系の機能低下，重症

表 3-4　抗不安薬を安全に使用するためのモニタリング

1. 治療は最低量から開始し，起こりうる鎮静作用や乱用について説明しておく必要がある
2. 治療継続の必要性を少なくとも1ヵ月に1回は検討すべきである
3. 投与中止や減量は症状の再発や離脱症状を考慮してゆっくりと行い，1週間に25％程度の減量で対応する
4. アルプラゾラムはとくに長期間かつ高用量の治療を受けている症例では，減量や中止が困難であるとされている．アルプラゾラムを離脱が緩徐であるクロナゼパムに変更することで中止できたとする報告もある
5. ベンゾジアゼピンの離脱ではゆっくりと減量した場合においても長期服用者の90％で，軽度〜中等度ではあるが，不安・神経質・発汗・落ち着きのなさ・易刺激性・疲労感・めまい・振戦・不眠・衰弱などの症状がみられる
6. 高用量での使用，半減期の短い薬剤ほど離脱症状が現れやすい

筋無力症などには慎重に投与するべきである．

a）大量服用時の対処法

　薬剤を中止するとともに，胃洗浄，服用薬がベンゾジアゼピンのみであれば，ベンゾジアゼピン受容体拮抗薬であるフルマゼニルを静注する．ただし，三環系抗うつ薬を併用していた場合はその作用を増強することがある．また，ベンゾジアゼピンの単独服用の場合におけるヒトでの推定致死量はわかっていない．

b）注意が必要な相互作用

　ベンゾジアゼピン系薬は，ヒスタミン H_2 受容体拮抗薬，抗酒薬のジスルフィラム，エストロゲンなどとの併用で血中濃度が上昇する（表3-5）．また，抗てんかん薬のフェニトインやジギタリス製剤のジゴキシンの血中濃度を上昇させる．制酸薬との併用で胃液の pH が上昇することにより吸収が抑制される．フェノチアジン系抗精神病薬やバルビツール酸系薬との併用で中枢抑制が強く現れ，アルコールの摂取により呼吸抑制が現れる．トリアゾラムやアルプラゾラムの血中濃度は，SSRI のフルボキサミンやマクロライド系抗菌薬のエリスロマイシンなどの CYP3A4 を阻害する薬剤との併用で上昇する．炭酸リチウムとの併用による体温低下，アドレナリン β 受容体遮断薬とジアゼパムの併用によるジアゼパムの血中濃度上昇などもある．

c）気をつけたい副作用[8]

　著しい眠気や脱抑制，呼吸抑制，認知障害，（前向性）健忘症，攻撃性の

安心して抗不安薬を使うには　**105**

表 3-5　ベンゾジアゼピン系薬の相互作用

引き起こる相互作用	併用薬
消化管での吸収を抑制	制酸薬
ベンゾジアゼピンの代謝を促進 （血中濃度低下↓）	抗結核薬，抗てんかん薬
中枢神経の抑制を増強	フェノチアジン系抗精神病薬，抗ヒスタミン薬，バルビツール酸系薬，三環，四環系抗うつ薬，アルコール
ベンゾジアゼピンの代謝を阻害 （血中濃度上昇↑）	抗真菌薬，マクロライド系抗菌薬，SSRI，カルシウム拮抗薬，アドレナリンβ受容体遮断薬，抗ウイルス薬，抗がん剤，抗酒薬，エストロゲン製剤，グレープフルーツジュース

亢進などがある．もっとも多く現れる副作用は眠気であり，服用者の約10％にみられる．また，1％未満の患者がめまいを，2％未満が運動失調を経験する．

副作用の初期症状を表 3-6 に示す．

副作用が現れたら，使用薬を減量または中止し，出現している副作用によりプロフィールの異なる薬剤への変更も行われる．運動失調が強く現れる場合には極力筋弛緩作用の弱い薬剤に変更する．また力価の弱い薬剤への変更を検討してみる（表 3-1）．

d）抗不安薬とアルコール

抗不安薬とアルコールを一緒に飲むと両方の作用が強くなってしまい，ふらつきやもうろう状態，前向性健忘症などが生じ，また場合によっては呼吸が麻痺して大変危険な状態になることがある．

e）抗不安薬と自動車の運転[9]

ベンゾジアゼピン系抗不安薬の添付文書には必ず「眠気，注意力・集中力・反射運動能力などの低下が起こることがあるので，投与中の患者には自動車などの危険を伴う機械の操作に従事させないように注意すること」との記載がある．国内外において行われたさまざまな調査においても，ベンゾジアゼピン系薬が運転に与える影響が指摘されている（本章「コラム　抗不安薬と自転車の運転」p.116 を参照）．

f）依存と離脱反応

ベンゾジアゼピン離脱症候群（benzodiazepine withdrawal syndrome）

表3-6 副作用の初期症状

副作用	初期症状	好発時期	転帰
呼吸抑制	眠気, 嗜眠, 運動失調, 低血圧, 呼吸に際しての不快感など	大量服用時およびアルコールとの併用時に起こりやすい	昏睡, けいれんなどを起こし, 死に至ることもある. ベンゾジアゼピン受容体拮抗薬であるフルマゼニルを用いる
健忘	意識障害, もうろう状態など	服用直後から出現することもあり, 数時間にわたって記憶がないことがある	服用を中止すれば改善する
依存	不安, 恐怖感, 不眠, めまい, 頭痛など	短時間作用型で断薬後2〜3日, 長時間作用型で7日以内に出現する	漸減療法を行う. 長時間作用型の薬剤では3〜4日ごとに1日量を30〜50%減量する. 短時間作用型の薬剤では, より慎重な減量を行い, 場合によっては長時間作用型の薬剤に置き換えてから減量を行う. 不眠や幻覚・妄想などの精神症状がみられる場合には, レボメプロマジンのような鎮静催眠作用を有する抗精神病薬を使用することもある

は, ベンゾジアゼピン系薬の服用により身体的依存が形成されてから, 用量を減量・断薬することによって生じる一連の離脱症状である. 睡眠障害, 易刺激性, 不安と緊張の増加, パニック発作, 手のふるえ, 発汗, 集中困難, 混乱と認識困難, 記憶の問題, 嘔気やむかつき, 体重減少, 動悸, 頭痛, 筋肉の痛みと凝り, 多くの知覚変化, 幻覚, てんかん発作, 精神病様症状, インフルエンザ様症状など多彩であり (表3-7), また自殺のリスクも生じる. これらの離脱症状は, 慢性的なベンゾジアゼピンへの曝露により, 耐性と身体依存が生じることによって引き起こされる[10]. したがって, 常用量であっても長期的な使用により, 服薬中でも離脱症状が出現することがある. 離脱症状の出現は, 短時間作用型の薬剤では断薬初日から数日後, 長時間作用型の薬剤では5〜10日後に生じることが多いといわれている[11].

DSM-Ⅳにおける「鎮静薬, 睡眠薬または抗不安薬離脱 (292.0)」の診断基準では, 離脱症候として自律神経系過活動, 手指振戦の増加, 不眠, 嘔気または嘔吐, 一過性の幻視, 体感幻覚, または聴覚性の幻覚または錯覚, 精神運動興奮, 不安, けいれん大発作などが挙げられており, ベンゾジアゼ

安心して抗不安薬を使うには **107**

表3-7 ベンゾジアゼピン系薬の離脱症状

• 不安	• 易刺激性
• 集中困難	• 窒息感
• 嘔気	• 不眠
• 嘔吐	• 疲労
• 離人症状	• 頭痛
• 抑うつ	• 筋肉のけいれんや疼痛
• 幻覚	• 振戦，ふるえ
• 妄想	• 発汗
• 感覚変化	• めまい
• 精神運動興奮	

ピン系薬服用者の20％以上で離脱症状が生じ，とくに半年以上の長期服用時には40％前後まで増加する．また，一部の患者では，常用量を服用しているにもかかわらず休薬時に離脱症状が生じる常用量依存がみられる[12]．

g）抗不安薬の減量・中止方法

抗不安薬・睡眠薬の服用は耐性や依存が生じること，患者自身の不安感などから当初の目的が得られた場合，減量・中止を検討する必要がある．患者自身の自分勝手な判断で服用を中断すると反跳現象により，かえって不安や不眠が増強してしまうことになる．したがって，抗不安薬・睡眠薬は漸減療法を行う．長時間作用型の薬剤では3〜4日ごとに1日量を30〜50％減量する．短時間作用型の薬剤では，より慎重な減量を行い，場合によっては長時間作用型の薬剤に置き換えてから減量を行う．不眠や幻覚・妄想などの精神症状がみられる場合にはレボメプロマジンのような鎮静催眠作用を有する抗精神病薬を使用することもある．

ベンゾジアゼピン系薬の減量に関する方法については，アシュトンマニュアルに詳細に掲載されており，より緩徐な減量が推奨されている．ジアゼパムを1日40 mg（あるいはその等価量）を摂取していた人は1日20 mgの用量に到達するまで，1〜2週間ごとに2 mgずつ，1日の用量を減らしていくことが可能であると示されており，10〜20週で減量を行う．ジアゼパムを1日20 mgからさらに減量する場合は，毎週あるいは2週ごとに1日の用量を1 mgずつ減らしていくことを推奨しており，さらに20〜40週を要するため，漸減期間は合計で30〜60週必要である（http://www.benzo.org.uk/amisc/japan.pdf）．

身体疾患を合併している場合

　さまざまな身体疾患で不安は生じ，抗不安薬は不安を伴うすべての疾患に適応がある．身体的疾患では，その発症や経過に心理的因子が密接に関係しているため，抗不安薬により不安，緊張を緩和することが治療上重要となる．ただし，ベンゾジアゼピン系薬の長期使用には十分注意する必要がる．

糖尿病の患者に使用する

> ▶クロチアゼパム，ブロマゼパム，アルプラゾラムなどのベンゾジアゼピン系薬を中心に選択し，場合によって SSRI を併用する．

　糖尿病患者では不安障害を伴いやすく，抑うつ状態に伴う不安が生じる場合が多い．糖尿病患者の不安は，慢性疾患をもつ患者の不安であり，長期連用による依存には十分注意が必要になる．また，低血糖による不安も生じる可能性があり注意を要する．抗不安薬はベンゾジアゼピン系薬を中心に選択するが，SSRI を併用することもある．

高血圧症・心筋梗塞の患者に使用する

> ▶ベンゾジアゼピン系薬はできるだけ避けることが望ましい．
> ▶カルシウム拮抗薬を服用していない場合には，タンドスピロンを使用する．

　抗不安薬は，心筋梗塞，高血圧をはじめとする循環器疾患の悪化および再発に対する不安にも有効である．ただし，心機能障害（血圧低下，症状悪化）の可能性もあり，使用には十分注意しなければならない．また，降圧薬との相互作用でお互いに作用を増強してしまう薬剤もあるため，注意が必要である．タンドスピロンは，セロトニン受容体を介し中枢性にカルシウム拮抗薬の降圧作用を増強する．

身体疾患を合併している場合　**109**

肥満・脂質異常症の患者に使用する

▶ベンゾジアゼピン系薬や，体重増加の報告のないタンドスピロンを用いる．

　ストレスにより食欲が亢進し，過食により肥満が生じることはよく知られている．抗不安薬はストレスを軽減し，過食，肥満を抑制する．ベンゾジアゼピン系抗不安薬で体重の増加が報告されているが，脂質代謝に対する影響はないとされている．タンドスピロンは体重増加や脂質代謝に影響を及ぼしたとの報告はない．

脳血管障害・認知症の患者に使用する

▶筋弛緩作用の強いエチゾラムの使用には注意が必要である．

▶筋弛緩作用の少ないクロチアゼパム，ロラゼパム，クロキサゾラム，ロフラゼプ酸エチル，アルプラゾラムなどを使用する．

　脳梗塞，脳出血，くも膜下出血などの脳血管障害ではさまざまな精神症状が出現し，不眠，せん妄，抑うつなどに対して向精神薬が使用される．脳血管障害・認知症の患者に抗不安薬を使用する場合は，眠気やふらつき，転倒に加え，脱抑制，前向性健忘症に注意が必要である．とくにエチゾラムは筋弛緩作用が強く，転倒には十分注意しなくてはならない．

パーキンソン病の患者に使用する

▶全身状態が悪く，呼吸抑制のある場合は使用を控える．

▶筋弛緩作用の少ないクロチアゼパム，ロラゼパム，クロキサゾラム，ロフラゼプ酸エチル，アルプラゾラムなどを使用する．

　全身状態が悪く，呼吸抑制のある場合以外は用量に注意し，ふらつきや転倒を生じない範囲でできるだけ筋弛緩作用の少ない抗不安薬を使用する．

がん患者に使用する

> ▶肝機能障害がある場合はロラゼパムを使用する.

　がん患者では身体的症状として食欲不振，倦怠感，思考力低下，不眠，易疲労感などに加え，抑うつやせん妄などさまざまな精神症状が発症し，向精神薬を投与することが多い．がん患者の不安・緊張に抗不安薬を使用する場合，身体治療薬との相互作用に加え，がんにより障害のある機能に与える影響についても注意しなければならない．肝機能が障害を受けている場合は肝臓で代謝を受けず，直接グルクロン酸抱合を受けるロラゼパムを使用する．

胃炎・胃潰瘍の患者に使用する

> ▶タンドスピロンを使用するのが望ましい.
> ▶シメチジンを使用している場合，アルプラゾラム，ブロマゼパム，メダゼパム，ロフラゼプ酸エチル，ヒドロキシジン，ジアゼパム，フルトプラゼパムの併用には注意が必要である.
> ▶オメプラゾールを使用している場合，ジアゼパム，フルトプラゼパムの併用には注意が必要である.

　胃炎・胃潰瘍は心理的ストレスにより惹起されることはよく知られている．この場合，ヒスタミンH_2受容体拮抗薬などの抗潰瘍薬が使用されるが，心理的ストレスにより惹起された胃炎・胃潰瘍では抗不安薬の併用は有効である．しかし，アルプラゾラム，ブロマゼパム，メダゼパム，ロフラゼプ酸エチル，ジフェニルメタン誘導体のヒドロキシジンではヒスタミンH_2受容体拮抗薬のシメチジンにより代謝が阻害されて血中濃度が上昇する．また，ジアゼパム，フルトプラゼパムはシメチジン，プロトンポンプ阻害薬のオメプラゾールにより代謝が阻害されて血中濃度が上昇する．これら以外の抗不安薬についても血中濃度の上昇が考えられ，使用には十分注意が必要である．

肝機能障害の患者に使用する

▶ロラゼパムを使用することが望ましい.

　抗不安薬，とくにベンゾジアゼピン系薬はほとんどが肝臓で代謝を受け，肝硬変の患者では代謝が障害されているため，半減期が 50% 以上延長するとされている．この場合，肝臓で代謝を受けず，直接グルクロン酸抱合を受けるロラゼパムを使用する.

腎機能障害の患者に使用する

▶ジアゼパムのみ腎機能低下により活性代謝物の蓄積の可能性があるが，他の薬剤は腎機能検査の値に注意しながら使用する.

　基本的に腎機能障害では排泄が遅延する恐れがあるため慎重に投与する．トフィソパムは腎機能障害での慎重投与の記載はないが，尿中排泄であるため注意する.

風邪の患者に使用する
（抗不安薬を服用中の患者が風邪をひいた場合）

▶中枢抑制作用のある成分を含む風邪薬との併用に注意し，必要であれば低用量で使用する.

　一般的に風邪の患者に対して抗不安薬を使用することはないが，抗不安薬を服用中の患者が風邪をひくことはありうる．このような場合，まず注意しなければならないことは，風邪薬の服用による抗不安薬との相互作用である．医療現場で汎用されている PL 顆粒（メチレンジサリチル酸プロメタジン）や SG 顆粒（アリルイソプロピルアセチル尿素）には中枢抑制作用を増強する成分が含まれている．また，コデインやエフェドリンを含有した咳止めの併用も同様に注意が必要である.

終末期の患者に使用する

> ▶抗不安薬は，終末期の鎮静に使用されるが，意識障害やせん妄の原因となるため，慎重に投与する．半減期の短いアルプラゾラムや肝臓での代謝を受けないロラゼパムを使用する．

　薬物療法は，精神療法のみでは効果が不十分であるときや，患者の苦痛が強いときに考慮する．終末期には，がん患者の30〜80%にせん妄が発生するといわれているが，ベンゾジアゼピン系薬はせん妄の原因となる．興奮を抑えるためベンゾジアゼピン系薬を一時的に使用することがあるが，意識障害を改善する効果はないので，短期間の使用にとどめる．抑うつ，不安など顕在化している精神症状や患者の身体状態によって選択薬剤が異なるが，抗うつ効果も期待でき，また半減期の短い抗不安薬アルプラゾラムを投与する[13]．終末期患者に抗不安薬を使用する場合，他の薬剤との相互作用に注意して使用する．呼吸器系の疾患ではベンゾジアゼピン系薬は呼吸抑制に注意して用いる．また，肝臓，腎臓のがんでは，代謝が遅延するため，注意が必要である．

高齢者，小児，妊婦・授乳婦に抗不安薬をどう使うか

高齢者への使い方

> ▶筋弛緩作用のあるものは転倒に注意する．
> ▶成人の 1/3〜1/2 程度の投与量から開始し，様子をみながら増量する．
> ▶アルプラゾラムは 1 日 0.4 mg を 1 日 2 回分服．
> ▶メキサゾラムは 1 日 1.5 mg まで可．
> ▶エチゾラムは 1 日 1.5 mg まで可であるが，慎重に投与する．
> ▶フルトプラゼパムは 1 日 4 mg まで可．

　高齢者では生理機能が低下しており，ベンゾジアゼピンの代謝に障害を

きたすために，反復投与や高用量を投与した際にとくに有害反応（健忘，意識障害，錯乱などの精神機能への影響と筋弛緩作用による転倒や骨折）や毒性が出現しやすい．

各薬剤については，メキサゾラムは高齢者に適した薬剤とされている．クロチアゼパムは眠気やふらつきなどの副作用が少なく，高齢者が比較的安全に服用できる．ロラゼパムは，高齢者では副作用の出現頻度・程度が高まる傾向があるため，注意が必要である．

小児への使い方

小児に対する安全性は未確立であり，投与量，副作用に十分に注意する．必要に応じてベンゾジアゼピン系薬，アザピロン誘導体を使用する．

妊婦・授乳婦への使い方

妊婦では妊娠3ヵ月以内と妊娠後期，また，授乳中，妊娠の可能性がある場合は投与を控える．催奇形性については少ないといわれているが，口唇裂，口蓋裂などの報告がある．また，胎盤を通過するため，筋緊張低下の目立つ子が生まれる可能性がある．「周産期メンタルヘルスコンセンサスガイド2017」によると，ベンゾジアゼピン系薬剤による先天性異常，口唇口蓋裂や主要な心奇形のリスクが増すことはないが，帝王切開，流産や呼吸器疾患のリスク増加を示唆するエビデンスが紹介されている．また，依存性などの有害事象があるため，短期間，必要最小量の使用が推奨されている．

母乳中への移行では乳幼児への蓄積による有害作用が報告されている（表3-8）．しかし，「周産期メンタルヘルスコンセンサスガイド2017」では，向精神薬は母乳中に分泌されるが，児の摂取量は妊娠中の胎児が径胎盤的に曝露する量に比べはるかに少なく，10％以下，あるいは1％にも満たないレベルであるため，薬物療法と母乳育児を両立することは国際的なコンセンサスとなっているとしている．

表 3-8 抗不安薬の妊婦（新生児）に対する危険度

分　類	薬剤名	奇形報告	添付文書	米国 FDA	豪州 ADEC	虎ノ門
ベンゾジア ゼピン系薬	抗不安薬全般	○	◇	D	C	3
	ジアゼパム	○	◇	D	C	3
	クロルジアゼポキシド	○	◇	D	C	3
	ロラゼパム	○	◇	D	C	3
	アルプラゾラム	○	◇	D	C	
	オキサゾラム	○	◇			3
	クロチアゼパム	○	◇			3
	エチゾラム	○	◇			3
	ブロマゼパム	○	◇		C	3
アザピロン 誘導体	タンドスピロン					

各記号は抗うつ薬の章　表 1-19（p.59）を参照.

1) 田辺三菱製薬株式会社ホームページ　心にはたらく薬（https://medical.mt-pharma.co.jp/learning/mind/cocoro-w）（2019 年 2 月 26 日閲覧）
2) 浦部晶夫他（編）：今日の治療薬 2019：解説と便覧，南江堂，東京，p878，2019
3) Downing RW, Rickerls K：Early treatment response in anxious outpatients treated with diazepam. Acta Psychiatr Scand **72**：522-528, 1985
4) Kaplan HI, Sadock BJ：精神科薬物療法ハンドブック：向精神薬療法の基礎と実際．神庭重信，八木剛平（監），医学書院 MYW，東京，p31-38，1997
5) Kaplan HI, Sadock BJ：精神科薬物療法ハンドブック：向精神薬療法の基礎と実際．神庭重信，八木剛平（監），医学書院 MYW，東京，p176-186，1997
6) Hewlett WA, Vinogradov S, et al：Clomipramine, Clonazepam and Clonidine treatment of obsessive-compulsive disorder. J Clin Psychopharnacol **12**：420-430, 1992
7) 江花昭一：一般疾患とうつ．うつ病・うつ状態のマネジメント，桂戴作（編），医薬ジャーナル社，東京，p43-44，2000
8) Kaplan HI, Sadock BJ：精神科薬物療法ハンドブック：向精神薬療法の基礎と実際．神庭重信，八木剛平（監），医学書院 MYW，東京，p347-365，1997
9) 吉尾　隆：向精神薬と自動車の運転の関係は？　精神分裂病の薬物療法 100 の Q & A，藤井康男（編），星和書店，東京，2000
10) Allison C, Pratt JA：Neuroadaptive processes in GABAergic and glutamatergic systems in benzodiazepine dependence. Pharmacol Ther **98**：171-195, 2003
11) Herman JB, Brotman AW, et al：Rebound anxiety in panic disorder patients treated with shorter-acting benzodiazepines. J Clin Psychiatry **48** Suppl：22-28, 1987
12) Diagnostic and Statistical Manual of Mental Disorders：American Psychiatric Association, 1987, 1994
13) van Marwijk H, Allick G, et al：Alprazolam for depression. Cochrane Database Syst Rev：CD007139, 2012

コラム ## 抗不安薬と自動車の運転

　非ベンゾジアゼピン系薬であるブスピロン 10 mg の服用が自動車運転に及ぼす影響について，麻生らの調査[1]では，ベンゾジアゼピン系薬であるブロマゼパム 4 mg およびプラセボを対照薬とした三剤比較二重盲検交叉試験を行い，眠気の発現頻度，運転技能の低下などを検討した．その結果，ブロマゼパム服用群ではブスピロン服薬群，プラセボ服薬群に比べ，眠気の発生頻度が高く，運転技能も低下させたと報告している．その他にも，ジアゼパム服用が有意に運転技能を低下させたとの報告や，前車の減速行動と同時にブレーキを操作する際の反応時間がロラゼパム，ジアゼパム服用で有意に延長したとの報告など，ベンゾジアゼピン系薬の自動車運転に対する影響が多く報告されている[2,3]．また，1988 年パリで起った交通事故により受傷し入院した患者 363 例のうち，39 例でベンゾジアゼピン系薬（睡眠薬もしくは抗不安薬）が血中から検出されたという報告がある[4]．

　したがって，自動車の運転をする必要がある場合はアザピロン誘導体（ブスピロン，タンドスピロンなど）の使用を検討することが，よりよい選択であると考えられる．

1) 麻生　勤，中島和子ほか：自動車運転に及ぼす抗不安薬 buspiron の影響．神精薬理 **15**：465-473，1993
2) Moskowits H, Smiley A：Effects of chronically sdministered buspirone and diazepam on driving-related skills performance. J Clin Psychiatry **43**：45-55, 1982
3) Volkerts ER, Brookhuis KA, et al：The effect of treatment with buspirone, diazepam and lorazepam on driving performance in real traffic. Alcohol, drugs and traffic safety-T86, Noordzij PC, Roszback R（eds.）, Excerpta Medica, Amsterdam, p217-222, 1987
4) Merlin G, Lepoittevin L, et al：Responsabilite des neuropsychotropes dans les accidents de la voie publique. Presse Med **20**：409-412, 1991

抗うつ薬

気分安定薬

抗不安薬

睡眠薬

抗精神病薬

睡眠薬とは

　　現在，一般診療科においてもっとも処方率が高い薬剤は睡眠薬であると
いわれている．とくにベンゾジアゼピン系の睡眠薬が多く使用されてお
り，1995年の旧厚生省睡眠障害研究班の調査では，全国の総合病院新患外
来患者6,466例のうち19.6％が睡眠に関する問題をもっており，精神科以
外の診療科における睡眠薬の処方率は4.6％ときわめて高いことが示され
ている[1]．また，2011年の厚生労働省社会・援護局障害保健福祉部精神・
障害保健課からの報告によれば，抗不安薬・睡眠薬は投与剤数が3剤を超
えると，ジアゼパム換算で25 mgを超えてしまうことが判明し，2012年
度の診療報酬改定から3剤以上の使用に規制が行われた．

　　睡眠薬は化学構造によりベンゾジアゼピン系，非ベンゾジアゼピン系，
バルビツール酸系，非バルビツール酸系（尿素系，その他）などに分類す
ることができる（表4-1）．バルビツール酸系薬，非バルビツール酸系薬
は安全性や依存性の問題から現在では使用されることは少なくなってい
る．また，睡眠薬は活性代謝産物を含めた生物学的消失半減期により，超
短時間作用型（消失半減期2〜4時間），短時間作用型（消失半減期6〜10
時間），中間作用型（消失半減期20〜30時間），長時間作用型（消失半減
期50〜100時間）の4型に分けることができる．

　　現在，不眠症に対しては主にベンゾジアゼピン系の薬剤が汎用されてい
るが，バルビツール酸系睡眠薬と同様にベンゾジアゼピン系睡眠薬にも依
存性があるため，症状が改善したら薬剤の減量・中止を検討し，減量・中
止の際には離脱症状に十分注意して長期連用を避けることが望まれる．非
ベンゾジアゼピン系睡眠薬ではベンゾジアゼピンω_1受容体に対する選択
性の高い薬剤は筋弛緩作用が少なく，高齢者に多く使用されているが，転
倒・転落の報告も多く，注意が必要である．一方でバルビツール酸系睡眠
薬は安全性の問題，依存性や耐薬性の問題から最近ではその使用は減少し
ている．現在では，新たな睡眠薬としてラメルテオン（ロゼレム），スボレ
キサント（ベルソムラ）の使用が増加している．

睡眠薬の特徴

ベンゾジアゼピン系睡眠薬

▶ 大脳辺縁系と視床下部の活動を抑制することにより，不安や緊張を和らげて入眠しやすい状態をつくり出す．

▶ ベンゾジアゼピン受容体は 3 つのサブタイプ（ω_1，ω_2，ω_3）が存在し，催眠には ω_1受容体が，筋弛緩・抗不安作用には ω_2受容体が関与している（抗不安薬の章，図 3-2，p.93 を参照）．

▶ バルビツール酸系睡眠薬に比べ依存性も少なく安全であるとされているが，近年，常用量依存の問題や前向性健忘症が問題となっており，慎重な使用が求められている．

▶ 基本的に急性狭隅角緑内障，重症筋無力症には禁忌であり，肺性心，肺気腫，気管支喘息および脳血管障害の急性期などで呼吸機能が低下している場合にも原則禁忌である．

▶ トリアゾラム（商品名：ハルシオン）

特徴 トリアゾロベンゾジアゼピン系薬であり，ベンゾジアゼピンにチアゾール環を導入したものである．超短時間作用型で速やかな入眠効果があり，翌朝への持ち越しが少なく目覚めがよいという特徴をもつ．

禁忌 アゾール系抗真菌薬（イトラコナゾール，フルコナゾール，ミコナゾールなど），ヒト免疫不全ウイルス（HIV）プロテアーゼ阻害薬，非ヌクレオシド系逆転写酵素阻害薬（エファビレンツなど）との併用は，本剤と主要代謝酵素（CYP3A4）が同じであることから，本剤の血中濃度が上昇するため禁忌となっている．

注意点 高力価で，かつ半減期が短いため，反跳性不眠を起こしやすい．また薬物依存形成などに対する注意が必要である．

相互作用 肝薬物代謝酵素チトクローム CYP3A4 で代謝されるため，シメチジンやエリスロマイシンとの併用は作用が強くなるので注意が必要である．

服薬指導 一過性の記憶障害（前向性健忘）やもうろう状態を起こすことがある．服用してから就眠までに行った事柄を翌朝になって記憶していないことがあり，これは高齢者に多い．服用後 1 時間で最高血中濃度に達することから，服用したらすぐに寝床につくよう指導する．

睡眠薬の特徴 **119**

表 4-1　睡眠薬の分類と特徴

分類			一般名（商品名）	剤形・規格	1日量（mg）	T_{max}（時間）
ベンゾジアゼピン系	超短		トリアゾラム（ハルシオン）	錠：0.125 mg，0.25 mg	0.25～0.5 高齢者 0.125～0.25	1.2
	短		ロルメタゼパム（ロラメット，エバミール）	錠：1 mg	1～2	1～2
			エチゾラム（デパス）	錠：0.25 mg，0.5 mg，1 mg 細粒：1%	1～3 高齢者 1.5	3.3
			ブロチゾラム（レンドルミン）	錠：0.25 mg D錠（口腔内崩壊錠）：0.25 mg	0.25	1.5
			リルマザホン（リスミー）	錠：1 mg，2 mg	1～2 高齢者 2 mgまで	3
	中		ニトラゼパム（ベンザリン，ネルボン）	錠 2 mg，5 mg，10 mg 散：1%	5～10	2
			エスタゾラム（ユーロジン）	錠：1 mg，2 mg 散：1%	1～4	4.9
			フルニトラゼパム（サイレース）	錠：1 mg，2 mg 注：2 mg	0.5～2 高齢者 1 mgまで	0.75
	長		フルラゼパム（ダルメート）	カプセル：15 mg	10～30	0.5～1
			クアゼパム（ドラール）	錠：15 mg，20 mg	20～30	3.42
			ハロキサゾラム（ソメリン）	錠：5 mg，10 mg 細粒：1%	5～10	2～4
非ベンゾジアゼピン系	超短		ゾピクロン（アモバン）	錠：7.5 mg，10 mg	7.5～10	0.8
			ゾルピデム（マイスリー）	錠：5 mg，10 mg	5～10	1～2
			エスゾピクロン（ルネスタ）	錠：1 mg，2 mg，3 mg	2～3 高齢者 1～2	0.8～1.5
非バルビツール酸系			ブロムワレリル尿素（ブロバリン）	末	0.5～0.8 g	0.5
			抱水クロラール（エスクレ）	坐：250 mg，500 mg 注腸用：500 mg	小児．30～50 mg/kg ※総量 1.5 gまで	データなし
			トリクロホスナトリウム（トリクロリール）	シロップ：10%	10～20 mL	1.0
その他	超短		ラメルテオン（ロゼレム）	錠：8 mg	8	0.8
	短		スボレキサント（ベルソムラ）	錠：10 mg，15 mg，20 mg	20 高齢者 15	1～3

［力価は日本精神科評価尺度研究会 向精神薬の等価換算「6. 抗不安薬・睡眠薬の等価換算―稲垣＆稲田（2017）版」http://jsprs.org/toukakansan/2017ver/antianxiety-hypnotic.php （2019年2月4日閲覧）より引用］

$T_{1/2}$（時間）	効果発現時間（分）	力価（ジアゼパム換算）	筋弛緩力	一般名（商品名）
2〜3（未変化体） 4（活性代謝物）	10〜15	0.25	+	トリアゾラム（ハルシオン）
10（未変化体）	15〜30	1	+	ロルメタゼパム （ロラメット，エバミール）
6（未変化体） 18（活性代謝物）	15〜30	1.5	2+	エチゾラム（デパス）
7（未変化体）	15〜30	0.25	±〜+	ブロチゾラム （レンドルミン）
10（活性代謝物）	30〜60	2	±	リルマザホン（リスミー）
21〜25（未変化体）	15〜45	5	2+	ニトラゼパム （ベンザリン，ネルボン）
24（未変化体）	15〜30	2	2+	エスタゾラム（ユーロジン）
15（未変化体） 31（活性代謝物）	30	1	+〜2+	フルニトラゼパム （サイレース）
5〜9（未変化体） 47〜100（活性代謝物）	データなし	15	2+〜3+	フルラゼパム（ダルメート）
37（未変化体） 38〜116（活性代謝物）	15〜60	15	+	クアゼパム（ドラール）
42〜123（活性代謝物）	30〜40	5	2+	ハロキサゾラム（ソメリン）
3〜4（未変化体）	15〜30	7.5	±	ゾピクロン（アモバン）
1.8〜2.3（未変化体）	15〜60	10	±	ゾルピデム（マイスリー）
4.8〜5.2（未変化体）	30〜120	2.5	±	エスゾピクロン（ルネスタ）
12	20〜30	500	+	ブロムワレリル尿素 （ブロバリン）
11.8	データなし	250	+	抱水クロラール（エスクレ）
8.2	データなし	データなし	+	トリクロホスナトリウム （トリクロリール）
2	データなし	データなし	−	ラメルテオン（ロゼレム）
10	60〜90	データなし	−	スボレキサント （ベルソムラ）

睡眠薬の特徴

▶ ロルメタゼパム（商品名：ロラメット，エバミール）

特　徴 短時間作用型のベンゾジアゼピン系薬である．吸収が早く，効果発現が速やかである．抗不安薬のロラゼパムのB環1位の窒素にメチル基を導入し，薬理活性を高めた結果，鎮静・抗不安作用がロラゼパムの約10倍，睡眠増強作用が約2倍の睡眠薬として使用可能となった．代謝された後は，一部はロラゼパムとなるが，大部分は直接不活性のグルクロン酸抱合体として排泄される．代謝経路が簡単であることと筋弛緩作用がジアゼパムの1/3と弱いことから，高齢者に適した薬剤である．レム睡眠の反跳や持ち越し効果は少ない．入眠困難を訴える神経症に伴う不眠に効果的といわれている．

▶ エチゾラム（商品名：デパス）

特　徴 トリアゾロベンゾジアゼピン系薬で，ベンゾジアゼピン受容体に作動する．短時間作用型で効果発現が15～30分と速やかであり，入眠障害に対して効果がある．

効　果 抗うつ効果や抗不安効果もあるため，うつ病・統合失調症・神経症・心身症などの睡眠障害に適応がある．

注意点 強い筋弛緩作用を併せもつため，高齢者への投与は注意を要する．依存形成が多く，減量・中止には十分注意する必要がある．

▶ ブロチゾラム（商品名：レンドルミン）

特　徴 チエノトリアゼロジアゼピン誘導体であるが，作用機序や中枢作用はベンゾジアゼピン系薬剤と同じである．短時間作用型で効果発現が15～30分と速やかであり，入眠障害に対して効果がある．作用持続時間は7～8時間で，翌朝への持ち越し効果も比較的少ないが，健忘の報告がある．高齢者へも比較的用いやすい．

▶ リルマザホン（商品名：リスミー）

特　徴 短時間作用型のベンゾジアゼピン系薬である．トリアゾール環をもつベンゾジアゼピンのプロドラッグである．体内でグリシンが脱落して開環し，順次4種類の有効成分に代謝される．リルマザホン自体はベンゾジアゼピン受容体に親和性を示さないが，4種類の活性代謝物は強い親和性を示す．適度に睡眠を持続させる．効果発現までには，やや時間がかかる．筋弛緩作用は弱いので，高齢者のふらつきは少ない．持ち越し効果も比較的少ない．

▶ ニトラゼパム （商品名：ネルボン，ベンザリン）

特徴 中間作用型のベンゾジアゼピン系薬である．吸収は速やかで服用後1〜2時間で血中濃度のピークに達し，以後ゆっくりと下降する．中途覚醒，早朝覚醒に有効．反跳性不眠，持ち越し効果や日中の抗不安・筋弛緩・抗けいれん作用を併せもつ．また，異型小発作群や焦点性発作にも用いられる．活性代謝物はない．

注意点 高齢者では血中濃度半減期が延長するので，長期にわたり使用するときには蓄積作用に注意する．筋弛緩作用を併せもつため，高齢者への投与は注意を要する．

▶ エスタゾラム （商品名：ユーロジン）

特徴 中間作用型のトリアゾロベンゾジアゼピン系薬である．連用により血中濃度の上昇をきたし，日中の眠気，ふらつきをもたらす可能性がある．翌日の眠気，ふらつき，頭重感はフルラゼパムよりもいくぶん多い．効果発現は速やかで作用時間が長いため，安定した睡眠が得られる．うつ病などによる中途覚醒，早朝覚醒を訴える患者に用いる．抗不安・筋弛緩・抗けいれん作用も併せもつ．

相互作用 リトナビル（HIVプロテアーゼ阻害薬）の併用は，主にCYP3Aに対する競合的阻害により，本剤の血中濃度が大幅に上昇するため禁忌である．

▶ フルニトラゼパム （商品名：サイレース）

特徴 中間作用型のベンゾジアゼピン系薬である．ニトラゼパムのB環1位にメチル基，C環2′位にフッ素を導入し，薬理活性の増強をねらったものである．入眠作用は強力で夜間の覚醒回数も少ない．中程度の持ち越し効果がみられる．睡眠維持に問題のある不眠症に有効である．注射剤は精神運動興奮状態時の鎮静の際に使用することが多い．

注意点 筋弛緩作用を併せもつため，高齢者への投与は注意を要する．1990年には日本を含む61ヵ国で広く使用されていた．その使用量の多さから悪用されることも多く，日本国内では向精神薬二種に指定されており，米国への持ち込みは禁止されている．

▶ フルラゼパム （商品名：ダルメート）

特徴 長時間作用型のベンゾジアゼピン系薬剤である．

効果 肝で生ずる活性代謝物（N-デスアルキル体）の半減期が長いので，連続服用していると代謝物が薬効の大部分を占めるようになる．そのため中途覚醒，早朝覚醒に対して効果を示す．ただし，フルラゼパム自体の半

減期は短いので持ち越し効果は少ない.

注意点 蓄積効果,筋弛緩作用をもつため,高齢者への投与は注意を要する.

相互作用 リトナビル（HIV プロテアーゼ阻害薬）の併用は,主に CYP3A に対する競合的阻害により,本剤の血中濃度が大幅に上昇するため禁忌である.

▶ クアゼパム（商品名：ドラール）

特　徴 ベンゾジアゼピン ω_1 受容体へ選択的に作用する.中・長時間作用型で 2 種類の活性代謝物の血中濃度半減期をもつ.ベンゾジアゼピン ω_1 受容体に対する特異的な親和性を有すると考えられている.

効　果 熟眠障害,中途覚醒,早朝覚醒,入眠障害のいずれにも有効で,反跳性不眠がない.活性代謝産物は抗不安作用を有する.

注意点 作用時間が長いので,翌日への持ち越し効果やふらつきは現れやすい.催眠鎮静作用に比べ,筋弛緩作用は弱い.

相互作用 リトナビル（HIV プロテアーゼ阻害薬）の併用は,主に CYP3A に対する競合的阻害により,本剤の血中濃度が大幅に上昇するため禁忌である.

服薬指導 胃内容物の残留によりクアゼパムの吸収性が増大し,血中濃度が空腹時の 2～3 倍上昇するとの報告がある.食後の服用は避けるべきである.

非ベンゾジアゼピン系睡眠薬

▶ ベンゾジアゼピン系睡眠薬とは異なった化学構造をもっているが,ベンゾジアゼピン系睡眠薬と同様に,ベンゾジアゼピン受容体に作用することで睡眠を促す.

▶ 部分作動薬とも呼ばれ,とくにゾルピデムは選択的なベンゾジアゼピン ω_1 受容体への作用により鎮静作用をもつが,ベンゾジアゼピン ω_2 受容体には作用しないため,認知,記憶,運動機能を障害しない.

▶ ゾルピデム（商品名：マイスリー）

特　徴 超短時間作用型のイミダゾピリジン系薬である.ベンゾジアゼピン受容体,とくに ω_1 受容体に選択的に結合し,催眠鎮静作用を示す.ベンゾジアゼピン系睡眠薬のクアゼパムもゾルピデムと同様にベンゾジアゼピン ω_1 受容体に対する選択性が高い薬剤である（表 4-2）.半減期が短く,筋弛緩作用が弱いなどの安全性の高さが報告されたことから,高齢者に多く使用されているが,近年,高齢者での転倒・転落の報告が多くみられる.

効　果 統合失調症や双極性障害などの精神疾患患者に対するトリアゾラムとの

表4-2　ベンゾジアゼピン ω_1 選択的睡眠薬の特徴

分　類	一般名 （商品名）	作用時間	睡眠/筋弛緩 作用の比	反跳性不眠の発現	睡眠構成への影響
ベンゾジア ゼピン系	クアゼパム （ドラール）	長時間型	大きい	少ない	レム睡眠減少 軽度
非ベンゾジ アゼピン系	ゾルピデム （マイスリー）	短時間型	大きい	比較的少ない	深睡眠増加 レム睡眠減少 軽度
	ザレプロン （国内未発売）	短時間型	大きい	比較的少ない	深睡眠増加 レム睡眠減少 軽度

比較試験で，効果面で有意に劣るとの結果となったことから，適応症は（統合失調症，双極性障害を除く）不眠症のみである．

服薬指導 砕いての服用は苦みがあるため避けるべきである．

▶ ゾピクロン（商品名：アモバン）

特　徴 超短時間作用型のシクロピロロン系薬である．薬理作用はまだ不明なことも多いが，辺縁系以外の部位に作用して睡眠作用を示すのではないかといわれている．服用とともに血中濃度は上昇し，入眠障害に対して効果がある．筋弛緩作用は弱く，夜間・翌日のふらつきや転倒が少ないため高齢者に使用しやすい．

注意点 高用量，アルコールとの併用により，健忘をきたしやすいといわれている．

服薬指導 服用時に口中に強い苦みを感じる．また服用翌日にも口中に強い苦味を訴えることがある．これは服用後の唾液中の排泄と，その再吸収が反復して起こることが原因と考えられている．対策としては，覚醒後からできるだけ頻繁に水で含嗽し，口内に残留する薬物を洗い出すことがもっとも簡単な対策である．

▶ エスゾピクロン（商品名：ルネスタ）

特　徴 シクロピロロン系睡眠薬であるゾピクロンのS-異性体であり，非ベンゾジアゼピン系に属するGABA$_A$受容体作動薬である．超短時間作用型の睡眠薬であり，高齢者の不眠に適しているとされている．副作用として味覚異常の報告がある．

注意点 連用により薬物依存を生じることがあるので，漫然とした継続投与によ

睡眠薬の特徴　**125**

る長期使用を避けること.

服薬指導 高齢者での薬物動態試験で,血中濃度が高い傾向が認められており,運動失調などの副作用が起こりやすいので1回1mgを投与することとし,増量する場合には2mgを超えないこと.

バルビツール酸系睡眠薬

▶ バルビツール酸系睡眠薬は,ベンゾジアゼピン系睡眠薬が登場するまでは睡眠薬の中心であった.依存性が強く,視床および上行性脳幹網様体のレベルに作用するほか,中枢抑制作用がある.常用量と致死量の幅が狭いため安全性が低く,耐性や依存性を起こしやすいことから,最近ではその使用量は低下している.

▶ 主な薬としてセコバルビタール,ペントバルビタール,アモバルビタール,フェノバルビタールがある.

▶ 薬理学的耐性は急速(2,3日〜1ヵ月くらいの間)に生じ,用量を増加しないと睡眠効果が得られなくなる[2].

▶ 薬理作用は,脳内各部位のシナプス反射を抑制し,GABA受容体-ベンゾジアゼピン受容体-クロライドチャネル複合体に作用するといわれている(抗不安薬の章,図3-2,p.93を参照).

薬物動態 経口摂取した場合,その吸収は良好である.血漿蛋白への結合力は強いが,脂溶性は薬剤によってまちまちである.肝においてさまざまな代謝を受け,腎で排出される.

注意点 上述のとおり,依存性の強さに加え,安全域も狭く,また過量投与により呼吸抑制などを引き起こすため,基本的には使用するべきではない.また,ポルフィリン産生の原因となるため,急性間欠性ポルフィリン症には絶対禁忌であり,肝機能障害,腎機能障害では薬物代謝が障害されるため,血中濃度が上昇することがある.

非バルビツール酸系睡眠薬 (表4-3)

　ブロムワレリル尿素,トリクロホスナトリウム,抱水クロラールが現在使用できる非バルビツール酸系薬である.トリクロホスナトリウムは脳波や心電図検査における睡眠に用いられ,抱水クロラールは静注困難なけいれん重積状態に直腸内投与が行われている.バルビツール酸系薬に比べ呼吸抑制などの副作用が少ないとされているが,耐性や依存性もあり,レム

表 4-3　非バルビツール酸系睡眠薬

一般名（商品名）	作用時間（時間）
プロムワレリル尿素（ブロバリン）	1〜2
抱水クロラール（エスクレ）	1
トリクロホスナトリウム（トリクロリールシロップ）	≦1

睡眠や徐波睡眠の減少などがあることから睡眠薬としての使用は少ない[3].

メラトニン受容体作動薬

▶ 視床下部の MT1 メラトニン受容体および MT2 メラトニン受容体に選択的に作用し，大脳に対する直接的鎮静作用をもたない.

▶ ベンゾジアゼピン受容体作動性の睡眠薬と比べると，抗不安作用がなく，睡眠導入作用は若干弱いが，安全性はきわめて高い薬剤と考えられている.

▶ ラメルテオン（商品名：ロゼレム）

特　徴　入眠潜時の短縮，総睡眠時間の増加が終夜睡眠ポリグラフ検査および睡眠日誌を用いた自覚評価で明らかになっている. 反跳現象や依存，翌朝の認知機能への影響などの有害作用が認められていないこと，筋弛緩作用および記憶障害惹起作用も認められないことが特筆される.
　　入眠に対する促進効果は主に MT1 メラトニン受容体に対する作用により，深部体温低下，血圧低下，交感神経機能低下などの体内時計である視交叉上核を介した身体的な休息促進作用と関連していると考えられている. これまでの研究ではこうした身体的休息の兆候が出現するのに約 1 時間かかっている. 臨床的にはベンゾジアゼピン作動薬と異なり直接的な大脳皮質に対する鎮静作用がないこともあり，就床前少し早めに投与し，眠気を感じてから就床するという投与法が可能である[4].

相互作用　フルボキサミンマレイン酸塩は本剤の主要代謝酵素 CYP1A2 を強く阻害するため，併用すると本剤の血中濃度が上昇する. そのため，フルボキサミンマレイン酸塩を投与中の患者には禁忌である.

注意点　プロラクチン上昇が現れることがあるので，月経異常，乳汁漏出または性欲減退などが認められた場合には投与を中止するなど適切な処置を行うこと.

服薬指導　投与開始 2 週間後を目処に入眠困難に対する有効性を評価し，有効性が認められない場合には，投与中止を検討する.

オレキシン受容体拮抗薬

▶ オレキシンは，視床下部のオレキシンニューロンに局在するペプチドホルモンで，脳内に広く投射し，モノアミンを主とする覚醒系の神経核を活性化させる働きを担っている.

▶ ヒトの場合，夜間はオレキシン神経系の活動が低下することで，覚醒系の諸核の活動が低下し，睡眠に入りやすく，睡眠を維持しやすい状態となると考えられている. 不眠症では不安や緊張など情動的興奮の高まりから，夜間睡眠に入っても覚醒系の活動が適切に低下しないことがわかっている

▶ オレキシン受容体拮抗薬はこの覚醒系のレベルを抑制し適正化することで入眠困難，睡眠維持困難を改善する薬剤である[5].

▶ スボレキサント（商品名：ベルソムラ）

特　　徴 オレキシン受容体に対し，高い選択制と親和性をもつ. ベンゾジアゼピン系や非ベンゾジアゼピン系のように睡眠を促すのではなく，オレキシン受容体を遮断して覚醒状態を抑制する. また，GABA の働きを増強することで催眠効果を現すベンゾジアゼピン系や非ベンゾジアゼピン系には，習慣性と依存性があり短期的な使用が推奨されるが，本剤は耐性や依存性が形成されにくく長期的に使用できるとされている.

相互作用 本剤の代謝酵素である CYP3A を強く阻害する薬剤(イトラコナゾール，クラリスロマイシン，リトナビル，サキナビル，ネルフィナビル，インジナビル，テラプレビル，ボリコナゾール)は併用により本剤の作用を著しく増強させるため，これら薬剤を投与中の患者には禁忌である.

注 意 点 入眠効果の発現が遅れるおそれがあるため，本剤の食事と同時または食直後の服用は避けること. 食後投与では，空腹時投与に比べ，投与直後のスボレキサントの血漿中濃度が低下することがある.

服薬指導 投与開始 2 週間後を目途に入眠困難に対する有効性を評価し，有効性が認められない場合には投与を中止する.

その他の睡眠薬

その他に睡眠薬として使用される向精神薬を表 4-4 に示す.

表 4-4　その他の睡眠薬の種類と特徴

種　類	一般名（商品名）	特　徴
抗うつ薬	クロミプラミン（アナフラニール） イミプラミン（トフラニール） アミトリプチリン（トリプタノール） ミアンセリン（テトラミド） トラゾドン（レスリン） ミルタザピン（リフレックス）	強い催眠鎮静作用を有する
抗精神病薬	レボメプロマジン（レボトミン，ヒルナミン） クロルプロマジン（コントミン，ウインタミン）	脳の過活動による不眠に有効
抗ヒスタミン薬	ヒドロキシジン （アタラックス，アタラックスP）	一般診療科での使用が多い

安心して睡眠薬を使うには[6]

不眠とは

　　不眠の原因はさまざまであり（表 4-5），パターンも入眠困難から中途覚醒，早朝覚醒，熟眠障害，早朝覚醒あるいは複数のタイプが混在したものなどに分けられる．また，不眠の持続時間による分類も行われる．

a）症状による分類

①入眠障害

　　就床後，入眠するまでの時間が延長し（一般的に 30 分〜1 時間以上），寝つきが悪くなる．「すんなり寝つけない」「床についてから寝つくまで時間がかかる」．

②中途覚醒

　　一度入眠したあと，翌朝起床するまでの間に何度も目が覚める．「ぐっすり眠れない」「夜中に何度も目が覚める」．

③熟眠障害

　　睡眠時間は十分でも，深く眠った感覚が得られない．「ぐっすり眠れない」「眠った気がしない」．

④早朝覚醒

　　通常の起床時刻の 2 時間以上前に覚醒し，その後再入眠できないか，入眠できても熟睡できない．「早く目が覚めて，それから眠れない」．

表4-5　不眠の原因別分類

不眠の種類	不眠の原因
睡眠にとって不適当な環境条件による不眠	室温，湿度，明るさ，騒音，不快な臭気や環境の変化
睡眠・覚醒リズムの乱れによる不眠	ジェットラグ，交代制勤務，睡眠相後退症候群，生体リズムの乱れ
身体疾患に伴う不眠	疼痛，瘙痒，咳嗽，呼吸困難，頻尿，レストレス・レッグ症候群（下肢静止不能症候群，むずむず脚症候群），睡眠時ミオクローヌス（周期性四肢運動障害），睡眠時呼吸障害
嗜好品や薬物による不眠	カフェイン，アルコール，エフェドリン，テオフィリン，アンフェタミン，甲状腺末
心理的な要因による不眠	精神的ショック，感情的ストレス
精神障害による不眠	統合失調症，躁病，うつ病，症状精神病，薬物依存
脳器質性疾患に伴う不眠	脳出血，脳梗塞，頭部外傷，脳炎

b）持続時間による分類

①一過性不眠（持続：数日間）

不安，痛みなどの急性ストレス時や，時差ボケで一時的に不眠になった状態．

②短期不眠（持続：1～3週間程度）

仕事や家庭生活上のストレス，病気など，比較的長期のストレスで，不眠が数週間持続した状態．

③長期不眠（持続：1ヵ月以上）

神経症性不眠，身体疾患・精神疾患，アルコールなどに伴う不眠や老人性の不眠など，不眠が1ヵ月以上持続した状態．

睡眠薬の使い方

すべての不眠に対してベンゾジアゼピン系睡眠薬やベンゾジアゼピン受容体に作用する薬剤が有効なわけではない．統合失調症では睡眠障害を伴うことが多いが，この場合，抗精神病薬（ハロペリドールやレボメプロマジンなど）が用いられ，うつ病では催眠鎮静作用の強い三環系（アミトリプチリン）および四環系（ミアンセリン）抗うつ薬やSARI（トラゾドン），

NaSSA（ミルタザピン）が用いられることがある．また，睡眠時ミオクローヌス（周期性四肢運動障害）ではクロナゼパムが有効であり，睡眠時無呼吸症候群ではアセタゾラミドが用いられる．このほか，依存性が低く，乱用の可能性が低い抗ヒスタミン薬も高齢者の不眠に用いられることがある[7]．

a）睡眠薬の種類と使い分け（表 4-1）

　睡眠薬は，最高血中濃度到達時間や血中濃度半減期の長短（超短時間作用型から長時間作用型まで分類），筋弛緩作用の強さなどにより，入眠困難，中途覚醒，早朝覚醒，またこれらの混合型に使い分けられる．これらの他に，診断名，年齢，全身状態などにより使い分けられる．一般的に入眠困難には超短時間作用型あるいは短時間作用型を，中途覚醒や早朝覚醒，熟眠障害には中間作用型，長時間作用型を使用する．ベンゾジアゼピン系と非ベンゾジアゼピン系睡眠薬の間で短期的効果には大きな差はないが，長期服用時の効果の持続性（耐性不形成）は非ベンゾジアゼピン系睡眠薬でのみ示されている．バルビツール酸系および非バルビツール酸系睡眠薬は深刻な副作用が多く，現在はほとんど用いられない．ベンゾジアゼピン系睡眠薬に比べ，非ベンゾジアゼピン系睡眠薬では副作用の頻度は低いが，ふらつきにはなお留意する必要がある．ラメルテオンはもっとも安全性が高く，高齢者や基礎疾患があるなどのハイリスク患者でも用いやすい．スボレキサントも同様に安全性は高いと考えられているが，高齢者ではその使用に十分な注意が必要である．使い分けと安全に服用するためのポイントは以下のとおりである．

1. 消失半減期が 2〜4 時間の超短時間作用型は，服用とともに血中濃度が上昇し，睡眠の前半に強く作用する．入眠障害に対して効果があり，翌朝の覚醒時には有効血中濃度を下回っているため，残薬感を残さない．
   　しかし，連用により日中不安をきたし依存を生じる可能性がある．高用量やアルコールとの併用により健忘をきたしやすい．
2. 消失半減期が 6〜10 時間の短時間作用型も，超短時間作用型とほぼ同様のプロフィールをもつ．
3. 消失半減期が 20〜30 時間の中間作用型では，翌朝まである程度の血中濃度が維持されており，連用により中等度の蓄積が生じ，4〜5 日以内に定常状態に達する．したがって，覚醒時に眠気，ふらつき，頭重感などの持ち越し効果を残すこ

安心して睡眠薬を使うには　**131**

とがある．主に入眠障害に加えて，中途覚醒や早朝覚醒を主症状とするタイプに用いられる．

4. 消失半減期が 50〜100 時間の長時間作用型では，血中濃度が定常状態に達するまでに 1 週間前後かかり，持ち越し効果や日中の精神機能に及ぼす影響も多いが，急に中断しても反跳性不眠や離脱症状は起こしにくい．

5. 高齢者以外の慢性の不眠には，半減期の長い睡眠薬を使用すると減量，中止が行いやすい．

6. 慢性の不眠症患者では睡眠薬に対する依存とともに，睡眠薬を服用することに罪悪感を伴う感情をもっており，自分勝手な判断で睡眠薬を中断し，半減期の短い睡眠薬を服用している場合，反跳性不眠に陥ってしまうことがある．半減期の長い睡眠薬では反跳性不眠を生じにくい．

7. 慢性の不眠症患者では眠れないことに過剰に反応し，早い時刻から就寝しようとして眠れなくなってる場合もあり，就寝時刻を少しだけ遅くにずらしてみることも不眠の改善につながる可能性がある．

8. 睡眠薬の服用後は健忘を予防するためと入眠を容易にするため，速やかに入床する．

b）睡眠薬の減量・中止方法（図 4-1）[8]

睡眠薬を中止するためには，超短時間および短時間作用型の薬剤では 2〜4 週間ごとに 25％ずつ徐々に減量する（漸減方法），中間型および長時間作用型の薬剤ではいったん半量まで減量し，睡眠状態を確認しながら服用間隔を空けていく（隔日法）．また短時間作用型の薬剤では，いったん中間型および長時間作用型に置き換えてから隔日法を行う置換法などもある．

ベンゾジアゼピン系薬の減量方法については，アシュトンマニュアルで，より緩徐な減量が推奨されている（抗不安薬の章「抗不安薬の減量・中止方法」p.108 を参照）．

睡眠薬を安全に服用するために

抗不安薬と同様に，睡眠薬の長期的な服用は耐性や依存が生じることから，目的が得られた場合は減量・中止を検討する．しかし，急に服用を中断すると反跳現象により，かえって不眠が増強してしまう．睡眠薬，とくにベンゾジアゼピン系薬は慢性閉塞性肺疾患や睡眠時無呼吸症の患者では臨床的に問題となる呼吸抑制を起こしうる．さらに，薬物依存の既往や認知障害，腎臓病，肝臓病，ポルフィリン症，中枢神経系の機能低下，重症

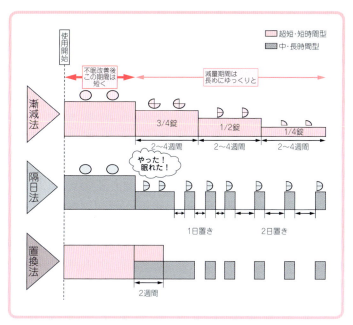

図 4-1　睡眠薬の中止方法

［内村直尚：睡眠薬の合理的な使い方．臨床精神薬理 **1**：927-933，1998 より許諾を得て改変し転載］

筋無力症などには慎重に投与するべきである．

a）大量服用時の対処法

薬剤を中止し，呼吸，脈拍，血圧監視を行うとともに，催吐，胃洗浄，吸着薬・下剤の投与，輸液，気道確保などの処置を行う．服用薬がベンゾジアゼピン系睡眠薬のみであればベンゾジアゼピン受容体拮抗薬であるフルマゼニルを静注するが，三環系抗うつ薬を併用していた場合はその作用を増強することがある．ベンゾジアゼピンでは単独服用の場合におけるヒトでの推定致死量はわかっていない．ゾルピデムは単剤での大量服用では中毒の重症度は低いが，他の向精神薬やアルコールとの併用では致死例が報告されている．

b）注意が必要な相互作用（表 4-6）

抗不安薬の章でも述べたが（「安心して抗不安薬を使うには」表 3-6，p.107 を参照），ヒスタミン H_2 受容体拮抗薬，抗酒薬のジスルフィラム，

表4-6　非ベンゾジアゼピン系薬の相互作用

一般名（商品名）	作用増強	作用減弱
ゾピクロン（アモバン） エスゾピクロン（ルネスタ）	中枢抑制薬 筋弛緩薬 イトラコナゾール エリスロマイシン	リファンピシン
ゾルピデム（マイスリー）	中枢抑制薬	リファンピシン

エストロゲンなどとの併用でベンゾジアゼピン系薬の血中濃度が上昇する．また，抗てんかん薬のフェニトインやジギタリス製剤のジゴキシンの血中濃度を上昇させる．制酸薬との併用で胃液のpHが上昇することにより吸収が障害される．フェノチアジン系薬やバルビツール酸系薬との併用で中枢抑制が強く現れ，アルコールの摂取により呼吸抑制が現れる．トリアゾラムやアルプラゾラムの血中濃度はSSRIのフルボキサミンやマクロライド系抗菌薬のエリスロマイシンなどのCYP3A4を阻害する薬剤との併用で上昇する．炭酸リチウムとの併用による体温低下，アドレナリンβ受容体遮断薬とジアゼパムの併用によるジアゼパムの血中濃度上昇などもある．抗真菌薬であるイトラコナゾールはトリアゾラムの代謝を阻害し，最高血中濃度を3倍に血漿濃度-時間曲線（AUC）を27倍に，半減期を7倍に増加させたとの報告があり，併用禁忌となっている．

　また，エリスロマイシンはトリアゾラムだけではなく，ゾピクロンやフルニトラゼパムの代謝も阻害する．カルシウム拮抗薬もトリアゾラムの代謝を阻害する可能性があり，グレープフルーツジュースは腸管でのトリアゾラムの代謝を抑制し眠気を増強する可能性もある[9]．クアゼパムは食事の影響を受け，血中濃度が上昇するといわれている．

c）気をつけたい副作用

　著しい眠気や脱抑制，呼吸抑制，認知障害，（前向性）健忘症，攻撃性の亢進などがある（抗不安薬の章「安心して抗不安薬を使うには」表3-6，p.107を参照）．なかでも，もっとも多く現れる副作用は眠気であり，服用者の約10%にみられる．また，1%未満の患者がめまいを，2%未満が運動失調を経験する．とくに気をつけたい副作用としては，持ち越し効果（眠気，頭重感，めまい，脱力感，ふらつき），記憶障害（前向性健忘，情報獲

表4-7　ベンゾジアゼピン系薬による転倒の危険因子

1. 連続服用
2. 大量投与（用量依存性）
3. 急激な増量
4. 投与内容の変更
5. 長時間作用型
6. 高　齢
7. 女　性

得の障害，エピソード記憶の障害），離脱，反跳現象と常用量依存，筋弛緩
作用（ふらつき，脱力），奇異反応がある．

　副作用出現時には使用薬を減量または中止する．出現している副作用に
よりプロフィールの異なる薬剤への変更も行われる．運動失調が強く現れ
る場合には極力筋弛緩作用の弱い薬剤に変更する．

①持ち越し効果

　日中の精神作業能力を低下させる可能性があり，車の運転や危険な機械
の操作に悪影響を及ぼす危険性がある．一般に，生物学的半減期が長い薬
物ほど出現しやすく，とくに高齢者に出現しやすい．持ち越し効果が目立
つ場合には，減量するか，生物学的半減期の短い薬剤に切り替える．

②転倒（表4-7）

　ベンゾジアゼピン系薬の筋弛緩作用による転倒，それに続く骨折は，薬
理作用から容易に推定されるだけにあまり重要視されない．しかし他の副
作用が可逆的で重大な結果には至らないのに比べ，骨折は服用者の生活の
質（QOL）の低下を決定づけてしまう可能性があるだけに，もっとも注意
されるべき副作用である[10]．

③記憶障害，健忘（表4-8）[10]

　ベンゾジアゼピン系睡眠薬は記憶機能に重要な役割を果たしている扁桃
体，海馬などの大脳辺縁系に作用するために，記憶障害，とくに前向性健
忘症を引き起こすことがある．

d）睡眠薬とアルコール

　睡眠薬とアルコールを一緒に飲むと両方の作用が強くなってしまい，ふ
らつきやもうろう状態，前向性健忘症などが生じる．また場合によっては，
呼吸が麻痺して大変危険な状態になることがある．

安心して睡眠薬を使うには　　**135**

表 4-8　ベンゾジアゼピン系薬による健忘の危険因子

1. 高用量
2. 併用薬物の存在
   - アルコール，抗コリン薬，アドレナリンβ受容体遮断薬，バルビツール酸系睡眠薬，など
3. ベンゾジアゼピンの特性
   - 脳への取り込み率の高さ，受容体親和性の高さ
4. 服薬から入眠までの時間帯
5. 加齢

対策	必要最少量の投与，非ベンゾジアゼピン系薬の併用，低力価睡眠薬への変更，アルコール併用の禁止，就寝直前の服薬指導，など

［石郷岡純：CNS Today-1：睡眠障害・感情障害：基礎から臨床まで，村崎光邦ほか（編），ライフ・サイエンス，1998 をもとに作成］

e）睡眠薬とカフェイン

カフェインには覚醒作用があり，カフェインと睡眠薬の併用は睡眠薬の効果を減弱することになる．したがって，夕食後はカフェインを含んだ飲み物や食べ物は摂らないようにする．カフェインはコーヒーや紅茶のみではなく，ココア，日本茶，チョコレート，清涼飲料水などにも含まれてるので注意が必要である．

f）睡眠薬と喫煙

ニコチンは吸った直後には気分をリラックスさせる作用があるが，その後は数時間にわたり覚醒作用が続く．寝る前や夜中に目が覚めたときの一服は，睡眠を障害してしまう．したがって，睡眠薬を服用しても喫煙によりその効果が減弱してしまう可能性がある．

g）睡眠に対するサプリメントの効用

メラトニン（抗うつ薬の章「向精神作用をもつ自然食品に注意する」p.42を参照）のほか，ビタミン B_{12} が生体リズムの調整作用や催眠作用をもっていることがわかっており，治療にも用いられている．

h）睡眠薬と自動車の運転

睡眠薬を服用している場合，自動車の運転にもっとも影響を与えるのは翌日への持ち越し効果である（コラム「睡眠薬と自動車の運転」p.146を参照）．とくに半減期の長い薬剤では日中の眠気，ふらつき，脱力感，めまい，認知や行動に微妙な影響を及ぼす．海外の調査では，死亡事故の相対

確率はベンゾジアゼピン系薬服用者で 5.2 倍であったとの報告がある（Q & A「Q26. 抗不安薬・睡眠薬を服用しています. 車を運転してもよいでしょうか？」p.201 を参照）.

i）依存と離脱反応

抗不安薬の章「依存と離脱反応」p.107 を参照.

身体疾患を合併している場合

循環器疾患, 消化器疾患, 内分泌疾患（糖尿病）, がん, 皮膚疾患, 脳腫瘍, 神経疾患など, さまざまな身体疾患で不眠は生じる. また, 身体疾患の治療に使用される多くの薬剤（降圧薬, ステロイド, インターフェロン, 甲状腺ホルモン, 抗がん剤など）により不眠が生じることも知られている. 身体疾患に伴う不眠の原因として疼痛, 瘙痒, 咳嗽, 呼吸困難, 頻尿, レストレスレッグス症候群（下肢静止不能症候群）, 睡眠時ミオクローヌス（周期性四肢運動障害）, 睡眠時呼吸障害などが挙げられる. 睡眠薬は不眠を伴うすべての疾患に適応がある.

糖尿病の患者に使用する

> ▶できるだけ筋弛緩作用の少ないゾルピデム, クアゼパム, ラメルテオン, スボレキサントを使用する.

糖尿病と不眠には関連があり, 2 型糖尿病では肥満により睡眠時無呼吸症候群を引き起こし, 1 型糖尿病ではレストレスレッグス症候群を引き起こすことがある. また, 最近では睡眠時間が短いことが肥満や糖尿病の悪化のリスクとなることが報告されている[11]. なお, 糖尿病患者では健常者の約 2 倍の頻度で不眠症状がみられるとの報告もある[12].

ベンゾジアゼピン系睡眠薬を使用するが, できるだけ筋弛緩作用が少なくベンゾジアゼピン ω_1 受容体選択性の高い, ゾルピデムやクアゼパムを使用する. ゾルピデムについては, 血糖コントロールが不良な糖尿病患者に投与して不眠が改善したことにより, 6ヵ月後の HbA1c が改善したとの報

身体疾患を合併している場合 **137**

告もある[13].

高血圧症・心筋梗塞の患者に使用する

> ▶ロルメタゼパムを用いるのが望ましい.
> ▶循環器系副作用が記載されているトリアゾラム, ゾピクロン, フルニトラゼパムなどの使用は注意.

心障害（血圧低下, 症状悪化）の可能性もあり, 使用には十分注意しなければならない. また, 降圧薬との相互作用でお互いに作用を増強してしまうものもあることから注意が必要である. 循環器系副作用として血圧上昇, 動悸, 胸部圧迫感, 不整脈, 血圧降下などが記載されている薬剤（トリアゾラム, ゾピクロン, フルニトラゼパムなど）もある.

肥満・脂質異常症の患者に使用する

> ▶患者の不眠の強弱・出現時期などを考慮して各ベンゾジアゼピン系睡眠薬を適宜使用する.

ベンゾジアゼピン系抗不安薬で体重の増加が報告されているが, 脂質代謝に対する影響はないとされている.

脳血管障害・認知症の患者に使用する

> ▶ロルメタゼパム, リルマザボン, ゾルピデム, クアゼパムなどを使用する.

脳梗塞, 脳出血, くも膜下出血などの脳血管障害ではさまざまな精神症状が出現し, 不眠, せん妄, 抑うつなどに対して向精神薬が使用される. 脳血管障害・認知症の患者に睡眠薬を使用する場合は, 眠気やふらつき, 転倒に加え, 脱抑制, 前向性健忘症に注意が必要である. また, フルニトラゼパムでは副作用として無呼吸, 呼吸抑制, 舌根沈下, 錯乱の記載がある. ラメルテオン, スボレキサントは脳に器質的障害のある患者に対する

安全性は確立されていない.

パーキンソン病の患者に使用する

▶筋弛緩作用のないゾルピデム,クアゼパム,ラメルテオン,スボレキサントを使用する.

　全身状態が悪く,呼吸抑制のある場合以外は用量に注意し,ふらつきや転倒を生じない範囲で使用する.また,できるだけ筋弛緩作用が少なくベンゾジアゼピン ω_1 受容体選択性の高い,ゾルピデムやクアゼパムを使用する.

がん患者に使用する

▶肝機能が障害を受けている場合,ロルメタゼパムを使用する.

　がん患者では身体的症状として食欲不振,倦怠感,思考力低下,不眠,易疲労感などに加え,抑うつやせん妄などさまざまな精神症状が発症し,向精神薬を投与することが多い.がん患者の不眠に睡眠薬を使用する場合,身体治療薬との相互作用に加え,がんにより障害されている機能に与える影響についても注意しなければならない.
　肝機能が障害されている場合は肝臓で代謝を受けず,直接グルクロン酸抱合を受けるロルメタゼパムを使用する.

胃炎・胃潰瘍の患者に使用する

▶シメチジンを使用している場合,ロルメタゼパムを使用することが望ましい.

▶シメチジンとトリアゾラム,ブロチゾラム,フルニトラゼパム,ニトラゼパム,クアゼパムとの併用は注意.

　胃炎・胃潰瘍は心理的ストレスにより惹起されることはよく知られている.この場合,ヒスタミン H_2 受容体拮抗薬などの抗潰瘍薬が使用される

が，心理的ストレスにより惹起された胃炎・胃潰瘍では睡眠薬の併用は有効である．しかし，トリアゾラム，ブロチゾラム，フルニトラゼパム，ニトラゼパム，フルラゼパム，クアゼパムではシメチジンにより代謝が阻害されて血中濃度が上昇する．また，これら以外の睡眠薬についても血中濃度の上昇が考えられ，使用には十分注意が必要である．

肝機能障害の患者に使用する

▶ロルメタゼパムを使用することが望ましい．

　ベンゾジアゼピン系薬はほとんどが肝臓で代謝を受け，肝硬変の患者では代謝が障害されているため，半減期が50％以上延長するとされている．この場合，肝臓で代謝を受けず，直接グルクロン酸抱合を受けるロルメタゼパムを使用する．スボレキサントは，高度な肝機能障害のある患者に対しては慎重投与であり，ラメルテオンは禁忌である．

腎機能障害の患者に使用する

　基本的に腎機能障害では排泄が遅延する恐れがあるため慎重に投与する．

風邪の患者に使用する
（睡眠薬を服用中の患者が風邪をひいた場合）

▶中枢抑制作用のある成分を含む風邪薬との併用に注意し，必要であれば低用量で使用する．

　一般的に風邪の患者に対して睡眠薬を使用することはないが，睡眠薬を服用中の患者が風邪をひくことはありうる．このような場合，まず注意しなければならないことは，風邪薬の服用による睡眠薬との相互作用である．医療現場で汎用されている PL 顆粒（メチレンジサリチル酸プロメタジン）や SG 顆粒（アリルイソプロピルアセチル尿素）に含まれる抗ヒスタミン成分は中枢抑制作用があるため，その作用が増強される恐れがあ

る．また，コデインリン酸水和物やエフェドリンを含有した咳止めの併用
も同様に注意が必要である．

終末期の患者に使用する

▶半減期が短く筋弛緩作用の弱い薬剤や代謝の単純なロルメタゼパムを使用する．

　終末期患者に睡眠薬を使用する場合，他の薬剤との相互作用に注意して
使用する．呼吸器系の疾患ではベンゾジアゼピン系薬は呼吸抑制に注意し
て用いる．また，肝臓，腎臓のがんでは，代謝が遅延するため，注意が必
要である．

高齢者, 小児, 妊婦・授乳婦に睡眠薬をどう使うか

高齢者への使い方

▶筋弛緩作用のあるものは転倒に注意する．

▶成人の 1/3～1/2 程度の投与量から開始し，様子をみながら増量する．

▶長時間作用型の睡眠薬は副作用が出やすいので注意．

▶リルマザホンは 1 日 1 回 2 mg まで．

▶フルニトラゼパムは 1 日 1 回 1 mg まで．

▶ゾルピデムは 1 日 1 回 5 mg から投与を開始，10 mg まで増量可．

▶ゾピクロンは 1 日 1 回 3.75 mg から投与を開始．

▶エスゾピクロンは 1 日 1 回 1 mg から投与を開始．

　高齢者では睡眠薬を使用する前に睡眠障害の要因についてチェックす
る．昼寝などによる睡眠・覚醒スケジュールの混乱，カフェインやアル
コールの摂取，副作用として不眠を生じる薬剤の服用などについてチェッ
クする．

　また，薬物の代謝機能が低下しているため，成人量の約 1/2 量を目安に

し，代謝物を含めて長時間作用型の睡眠薬では副作用が出現しやすいことに注意する．かゆみや痛みを伴う疾患，頻尿，睡眠中に息が止まる，いびきなどによる中途覚醒などもチェックする必要がある．筋弛緩作用の強い薬剤による転倒には十分注意する．

　各薬剤については，代謝されやすく筋弛緩作用が少ないロルメタゼパムが高齢者に適しているとされる．また筋弛緩作用の少ないリルマザホンや，血中濃度半減期が短く筋弛緩作用の弱いゾルピデムやゾピクロンなどの非ベンゾジアゼピン系睡眠薬が比較的多く用いられる．ただ高齢者では運動失調などが起こりやすく，ゾルピデムでは半減期，AUCともに1.5〜2倍になったとの報告があり，注意が必要である．ブロチゾラムも高齢者に比較的用いやすいとされている．トリアゾラムは高齢者で一過性の記憶障害（前向性健忘）を起こすことが多く，使用する場合は就寝直前に服用するよう指導する．ニトラゼパムは筋弛緩作用とともに長期使用による蓄積作用が考えられ，注意が必要である．ラメルテオンは高齢者では血中濃度が上昇する恐れがあるため，患者の状態を観察しながら慎重に投与する必要がある．スボレキサントは薬物動態試験において，非高齢者と比較して血漿中濃度が高くなる傾向が認められ，生理機能が低下していることも考慮し，慎重に投与する必要がある．また，高用量（成人：40 mg，高齢者：30 mg）投与にて睡眠時随伴症，夢遊症，傾眠時幻覚などがみられたとの報告もある．

小・児への使い方

　ベンゾジアゼピン系薬・非ベンゾジアゼピン系薬の使用について，小児に対する安全性は未確立であり，小児に推奨される睡眠薬は存在しないため，基本的に使用するべきではない．メラトニン受容体作働薬であるラメルテオンおよびスボレキサントは国内で使用可能であるが，小児に対してのエビデンスはない．また，海外では，抗ヒスタミン薬，α受容体作働薬，抗うつ薬（トラゾドンなど），抗精神病薬などの使用報告があるが，薬剤の投与期間はできるだけ短期間とし，処方に際しては薬剤の作用時間に留意する[14]．

表 4-9　睡眠薬の妊婦（新生児）に対する危険度

分　類	一般名	奇形報告	添付文書	米国 FDA	豪州 ADEC	虎ノ門
ベンゾジア ゼピン系薬	トリアゾラム	○	◇	X	C	3
	エスタゾラム	○	◇	X		3
	クアゼパム	○	◇	X		3
	ゾピクロン	○	◇		C	1
	ゾルピデム	○	◇	B	B3	1
	エスゾピクロン	○	◇	C		
バルビツー ル酸系薬	フェノバルビタール	○	◇	D	D	4
	アモバルビタール	○	◇	D	C	
	ペントバルビタール	○	◇	D	C	
その他	ブロモバレリル尿素	○	△	D		
	ラメルテオン	○	◇	C		
	スボレキサント		◇	C		

各記号は抗うつ薬の章　表 1-19（p.59）を参照.

妊婦・授乳婦への使い方（表 4-9）

　妊婦では妊娠 3 ヵ月以内と妊娠後期，また，授乳中，妊娠の可能性がある場合は投与を控える．催奇形性については少ないといわれているが，口唇裂，口蓋裂などの報告がある．また胎盤を通過するため，筋緊張低下の目立つ児が生まれる可能性がある．母乳中への移行では乳幼児への蓄積による有害作用が報告されている[15]．ゾピクロンは，添付文書に治療上の有益性が危険性を上回ると判断される場合にのみ，投与することと記載されている．カナダのマザーリスクプログラムでは，妊娠中にゾピクロンの投与を受けた 40 例について前向き調査を行っており，大奇形発生率はコントロール群と有意差は認められなかったと報告されている[16]．エスゾピクロンでは，妊娠後期に投与された患者で児に離脱症状が現れる恐れがある．

1）大川匡子ほか：精神・神経疾患研究委託費「睡眠障害の診断・治療および疫学に関する研究」平成 7 年度研究報告書，1996
2）融　道男：睡眠薬の使い方．向精神薬マニュアル，第 2 版，医学書院，東京，p207-224，2001
3）水島　裕（編）：今日の治療薬 2000：解説と便覧，南江堂，東京，p727-742，2000
4）内山　真：ラメルテオンの臨床．日本臨床 71（増 5）：215-224，2013
5）内山　真．ベルソムラ（スボレキサント），診断と治療 103：977-981，2015

6) 吉尾　隆：病気と薬の説明ガイド：精神・神経・感覚器系疾患：不眠症治療薬と患者への説明. 薬局 **53**（増）：152-165，2002

7) 炭谷信行，金　英道ほか：老人睡眠障害に対する Hydroxyzine pamonate（Atarax-P）の臨床効果. 医と薬学 **10**：2092-2100，1983

8) 内村直尚：睡眠薬の合理的な使い方. 臨精薬理 **1**：927-933，1998

9) 大谷浩一：睡眠薬と薬物相互作用. 臨精薬理 **1**：935-939，1998

10) 石郷岡純：CNS Today-1. 睡眠障害・感情障害：基礎から臨床まで，村崎光邦，上島国利（編），ライフ・サイエンス，東京，1998

11) 石塚卓也：糖尿病患者に対する向精神薬の使い方. これから始める向精神薬スペシャルテクニック，保坂　隆（編），診断と治療社，東京，p153-160，2006

12) 遠藤四郎：神経質症性不眠の精神生理学的研究. 精神誌 **64**：673-707，1962

13) 小路眞護，土生川光成ほか：糖尿病における睡眠障害. Medico **36**：381-384，2005

14) 岩垂喜貴：小児の睡眠関連疾患睡眠医療：不眠症. 睡眠医療 **11**：183-189，2017

15) 松島英介：分裂病の薬物療法：薬物療法アルゴリズムと治療の実際：妊娠中，授乳中の薬物療法. 精神科治療 **15**（増）：161-168，2000

16) Diav-Citrin O, Okotore B, et al：Pregnancy outcome following first-trimester exposure to zopiclone：a prospective controlled cohort study. Am J Perinatol **16**：157-160, 1999

コラム ## 睡眠薬と自動車の運転

　　睡眠薬を服用している場合，自動車の運転にもっとも影響を与えるのは翌日への持ち越し効果である. とくに半減期の長い薬剤では注意が必要で，翌日の昼間の眠気，ふらつき，脱力感，めまいが予想され，また頭痛や身体的にまったく問題のないものでも，一瞬の認知や判断に微妙な影響を及ぼし，運転操作に支障をきたす可能性が考えられる. 血中半減期の短いロルメタゼパム 2 mg と血中半減期の長いフルラゼパム 30 mg を用いた二重盲検法により，運転者の課題遂行を検討したシミュレーターテストの成績では，ロルメタゼパムでは運動能力を高めるのに対し，フルラゼパムの亜慢性投与は翌日の運転課題遂行に有意な障害を示すと報告されている[1].

　　したがって，睡眠薬を服用中は自動車の運転を控えるべきであるが，不眠により，かえって日中の眠気をきたし，さまざまな弊害が生ずる可能性がある場合などにおいては，睡眠薬を服用した翌日は運転を避けることを注意したうえで，超短時間作用型の睡眠薬あるいは代謝経路が単純で排出の早い薬剤を選択するべきである. 睡眠薬使用者の交通事故の発現率は処方開始後早期（2 週間以内）に高く，2 カ月ほど経過すると非使用者と差がなかったという報告もある[2]. さらに，高齢者を対象として行った研究では，長時間型の睡眠薬使用者での事故発生率が，投与開始1 週間以内では非使用者に比べ有意に高かったと報告されており，超短時間型の睡眠薬使用者ではこのような傾向は認められなかったといわれている[3].

　　しかし，睡眠薬の持ち越し効果は，一般的に睡眠薬の用量と血中半減期などの薬物動態の特徴に依存していると考えられていることから，用量が多いこと，血中半

減期が長い薬剤ほど連用によって昼間の血中濃度が上昇するため持ち越し効果が出現しやすくなると考えられる．また，高齢者では運動障害が出現しやすくなる．持ち越し効果は覚醒時にもっとも強く，時間とともに軽減していくが，自覚されない眠気などが潜在的に持続することが大きな問題となる[4]．MSLT（multiple sleep latency test），SSS（Stanford sleepiness scale）を用い，潜在的な眠気と自覚的眠気を調査した報告では，血中半減期が2時間前後のゾルピデム，超短時間作用型のトリアゾラム，中間型のニトラゼパムを服用した健常ボランティアにおいて，血中半減期の長いニトラゼパム服用群でもっとも睡眠潜時が短縮していたが，ゾルピデム服用群とトリアゾラム服用群で薬剤が血中から消失しているはずの服用14時間後にも睡眠潜時の短縮傾向が認められた．自覚的眠気度には薬物間で差はなく，翌朝の眠気も認められなかった．このことから，薬物動態と潜在的な眠気および自覚的な眠気に乖離がみられ，潜在的な眠気が存在していても服用者は自覚的には眠気を感じていないことが考えられる[5]．

1) Willumeit HP, Ott H, et al：Simulated car driving as a useful technique for the determination of residual effects and alcohol interaction after short-and long-acting benzodiazepines. Psychopharmacology Suppl **1**：182-192, 1984
2) Neutel Cl：Risk of traffic accident injury after prescription for a benzodiazepine. Ann Epidemiol **5**：239-244, 1995
3) Hemmelgarn B, Suiaa S, et al：Benzodiazepine use and the risk of motor vehicle crash in the elderly. JAMA **278**：27-31, 1997
4) 杉山健志，石郷岡純：睡眠薬の副作用．臨精薬理 **1**：941-945，1998
5) 内海光朝，杉山健志，ほか：Imidazopyridine 系睡眠薬 zolpidem と benzodiazepine 系睡眠薬 triazolam および nitrazepam の daytime sleepiness に及ぼす影響：Placebo を対照とした二重盲検交叉試験．神精薬理 **16**：45-56，1994

抗うつ薬

気分安定薬

抗不安薬

睡眠薬

抗精神病薬

抗精神病薬とは

抗精神病薬は，脳内の神経伝達物質の働きを調整する作用がある．
統合失調症の病態との関連が推定されている神経伝達物質はドパミンで

表 5-1　神経伝達物質と中枢神経における作用

	神経伝達物質	中枢神経系における作用
アミン類	セロトニン（serotonin：5-HT）	行動，不安，認知機能，睡眠と覚醒など
	ドパミン（dopamine：DA）	情動，認知機能，攻撃性，運動機能など
	ノルアドレナリン（noradrenaline：NA）	認知，ストレス反応，不安，注意，覚醒など
	アセチルコリン（acetylcholine：Ach）	学習，記憶，覚醒など
	ヒスタミン（histamine）	睡眠と覚醒，摂食行動，体温調節など
	メラトニン（melatonin）	睡眠と覚醒

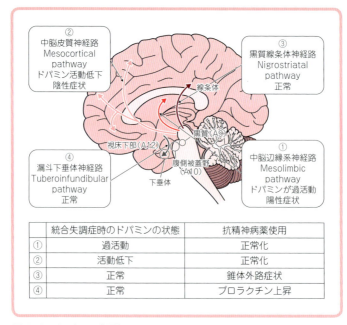

図 5-1　ドパミン仮説

148　抗精神病薬

表 5-2　神経伝達物質と精神症状

神経伝達物質	関連する精神病症状
ドパミン	幻覚，妄想，考路障害，常同行動
ノルアドレナリン	不安，焦燥，妄想気分，運動興奮
セロトニン	自閉，接触障害，感情・意欲鈍麻

あり，ドパミン以外にも同じモノアミン類としてノルアドレナリン，セロトニン，ヒスタミン，アセチルコリンなどが知られている（表 5-1）．統合失調症では，ドパミン神経路におけるドパミンの機能異常が関与しているといわれている（図 5-1）．抗精神病薬は各ドパミン神経路においてドパミン受容体を阻害することにより症状の改善や副作用をもたらす．脳内神経伝達物質と関連する精神症状を表 5-2 に示す．

　第 1 世代（定型）抗精神病薬は急性，慢性の錐体外路症状や悪性症候群などを引き起こすため，問題となっていたが，現在では錐体外路症状の少ない第 2 世代（非定型）抗精神病薬が主に使用されるようになっている．

抗精神病薬の特徴

第 1 世代（定型）抗精神病薬（表 5-3）

▶ ドパミン D_2 受容体を初めとしたさまざまな受容体（アドレナリン α_1，ヒスタミン H_1，セロトニン 2 A，ムスカリン性アセチルコリンなど）の遮断作用をもつ．

▶ 抗幻覚・妄想作用，催眠鎮静作用があり，統合失調症の急性期における精神病症状（幻覚，妄想，思考障害）や興奮，不眠などに有効である．

▶ しかし，感情の平板化，会話貧困，欲動低下，認知機能障害には効果が乏しい．

▶ 重大な副作用として，錐体外路症状（EPS），自立神経症状，プロラクチン上昇作用などがある．EPS は黒質線条体において，プロラクチン上昇は漏斗下垂体において，それぞれドパミン D_2 受容体が遮断されることにより引き起こされる（図 5-1）．通常の運動機能は黒質線条体におけるドパミン活性とアセチルコリン活性の平衡により維持されているが，抗精神病薬によりドパミン活性が低下し相対的にアセチルコリン活性が亢進することにより錐体外路症状が引き起こされる．

抗精神病薬の特徴　**149**

表5-3 第1世代(定型)抗精神病薬の薬理的プロフィール

一般名(商品名)	力 価* (等価換算)	D_2	α_1	mACh	$5HT_2$	H_1
クロルプロマジン(ウインタミン, コントミン)	100	+2	+3	+3	+3	+3
レボメプロマジン(ヒルナミン, レボトミン)	100	+2	+3	+2	+2	+4
プロペリシアジン(ニューレプチル)	20	+2	+4	+1	+3	+2
ペルフェナジン(ピーゼットシー, トリラホン)	10	+3	±	+1	+2	+2
フルフェナジン(フルメジン, フルデカシン)	2	+3	+1	+1	+2	+2
ハロペリドール(セレネース)	2	+3	+1	−	+1	−
ブロムペリドール(インプロメン)	2	+3	±	−	±	−
ピパンペロン(プロピタン)	200	+1	+2	+3	+4	+2
チミペロン(トロペロン)	1.3	+4	±	−	+3	−
ピモジド(オーラップ)	4	+3	±	+1	+1	±
スルピリド(ドグマチール, アビリット)	200	+1	−	−	−	±
スルトプリド(バルネチール)	200	+2	−	−	−	−.
ネモナプリド(エミレース)	4.5	+4	−	−	±	−
ゾテピン(ロドピン)	66	+2	+2	+3	±	+1
オキシペルチン(ホーリット)	80	+1	+2	−	+3	+3
クロカプラミン(クロフェクトン)	40	+2	+1	−	+2	±
モサプラミン(クレミン)	33	+3	±	−	+2	±

＊クロルプロマジンを100としたときの等価換算
［融 道男:向精神薬マニュアル第3版, 医学書院, 2008／稲垣 中, 稲田俊也ら:向精神薬の等価換算, 星和書店, 1999をもとに作成］

　　クロルプロマジン換算で力価が高いハロペリドールやフルフェナジンはドパミン D_2受容体に対する親和性が強く, 抗幻覚・妄想作用が強力であり, 力価が低いクロルプロマジンやレボメプロマジンはドパミン D_2受容体に対する親和性が弱く, 抗幻覚・妄想作用は弱いが, 抗アドレナリン α_1作用や抗ヒスタミン H_1作用が強く, 鎮静作用が強力である. また抗コリン作用が強い薬剤は副作用として口渇や便秘を生じるが, 錐体外路症状は生じにくい.
　　第1世代薬は陽性症状に有効である反面, 多くの副作用を引き起こすこ

とから長い間問題となっていた．その後，EPS の発生しにくい第 2 世代抗精神病薬（第 2 世代薬）の登場により，統合失調症に対する薬物療法は，入院治療から外来，地域での治療に変換することが可能になった．

第 2 世代（非定型）抗精神病薬 （表 5-4）

　現在，統合失調症の薬物療法の中心となっている第 2 世代薬では，前述したような副作用は減少しており，規則的な服薬の継続が可能となっている反面，新たな副作用として心電図異常，体重増加，肥満，血糖値の上昇，糖尿病の罹患率の上昇などが問題となっている．

　現在，国内で使用可能な薬剤を表 5-4 に示す．さらに，現在開発中であり，今後使用可能となる予定である薬剤として，ルラシドン，ジプラシドンなどがあり，その効果が期待されている．

セロトニン・ドパミン遮断薬 （図 5-2）
（Serotonin-Dopamine antagonist：SDA）

▶ SDA はドパミン受容体遮断作用と各種セロトニン受容体遮断作用を併せもち，セロトニン受容体に対する親和性がドパミン受容体に対する親和性を上回る．これにより，EPS が発生しにくくなっている．

▶ EPS の発現にはセロトニン系の関与も示唆されており，近年開発が進んでいる SDA が薬原性の EPS を惹起しにくいことが臨床試験で示されている．これは，ドパミン系に対して抑制的に働くセロトニンニューロンが，SDA がもつ抗セロトニン作用により解除されドパミン放出に脱抑制が働くためであるといわれている．

▶ また，SDA は残遺的陰性症状をより少なくし，認知機能を低下させないといわれている．

▶ 主な薬としてはリスペリドン，パリペリドン，ペロスピロン，オランザピン，クエチアピン，クロザピン，アセナピンがある．ブロナンセリンは薬理的な特徴は SDA とはいえないが，効果の面からは SDA に含めてもよいといえる．また，オランザピン，クエチアピン，クロザピン，アセナピンは多くの受容体に親和性を示すことから MARTA（Multi-Acting Receptor-Targeted Antipsychotics）と呼ばれることもある．

抗精神病薬の特徴　**151**

表5-4　第2世代（非定型）抗精神病薬の分類と薬理的プロフィール

分類	一般名 （商品名）	剤形・規格	維持用量 （mg/日）	t_{max} （時間）
SDA	リスペリドン （リスパダール）	細粒：1%　錠：1 mg，2 mg，3 mg OD錠：0.5 mg，1 mg，2 mg 内用液：1 mg/mL 注（持効性注射剤）：25 mg，37.5 mg，50 mg	2〜6	1〜3.5
	ペロスピロン （ルーラン）	錠：4 mg，8 mg，16 mg	12〜48	0.5〜4
	ブロナンセリン（ロナセン）	錠：2 mg，4 mg，8 mg 散：2%	8〜16	1.8（空腹時） 3.8（食後）
	パリペリドン（インヴェガ）	錠：3 mg，6 mg，9 mg 注（持効性注射剤）：25 mg，50 mg，75 mg，100 mg，150 mg	6	20
MARTA	オランザピン（ジプレキサ）	錠：2.5 mg，5 mg，10 mg 細粒：1% ザイディス錠（口腔内崩壊錠）：2.5 mg，5 mg，10 mg 注：10 mg	10	4
	クエチアピン （セロクエル）	錠：25 mg，100 mg，200 mg 細粒：50%	150〜600	2.6
	（ビプレッソ）	徐放錠：50 mg，150 mg	150〜300	4〜7
	クロザピン （クロザリル）	錠：25 mg，100 mg	200〜400	3.1
	アセナピン （シクレスト）	舌下錠：5 mg，10 mg	10 mg	1.2
DPA	アリピプラゾール （エビリファイ）	錠：1 mg，3 mg，6 mg，12 mg　散：1% OD錠：3 mg，6 mg，12 mg，24 mg 内用液：0.1% 注（持効性注射剤）：300 mg，400 mg	6〜24	3.6
	ブレクスピプラゾール（レキサルティ）	錠：1 mg，2 mg	2	1.2

注（持効性注射剤）の維持用量・t_{max}・$t_{1/2}$は添付文書を参照すること.

152　抗精神病薬

t$_{1/2}$（時間）	力価※	D$_2$	D$_3$	D$_4$	D$_1$	D$_5$	α$_1$	mAch	5-HT$_1$	H$_1$	一般名（商品名）
21	1.0	+3	+	+	+	−	+2	−	+4	+2	リスペリドン（リスパダール）
1〜3（1/2α） 5〜8（1/2β）	8.0	+3	−	−	±	−	+	−	+4	+3	ペロスピロン（ルーラン）
10〜16	4.0	+4	−	−	−	−	+	−	+2	−	ブロナンセリン（ロナセン）
20〜23	1.5	+2	+	+	+	−	+1	−	+3	+2	パリペリドン（インヴェガ）
28	2.5	+2	+2	+2	+	+	+2	+2	+4	+3	オランザピン（ジプレキサ）
3〜6 7	66.0	+2	+2	+	±	−	+3	+	+4	+4	クエチアピン（セロクエル）（ビプレッソ）
16	50.0	+	+	+2	−	−	+3	+2	+2	+3	クロザピン（クロザリル）
17	2.5	+4	+3	+2	−	−	+3	−	+4	+4	アセナピン（シクレスト）
61	4.0	+4	+2	+	+	−	+	−	+	+	アリピプラゾール（エビリファイ）
50〜60	−	+4	+2	−	−	−	+2	−	+2	+	ブレクスピプラゾール（レキサルティ）

※クロルプロマジンを 100 としたときの等価換算

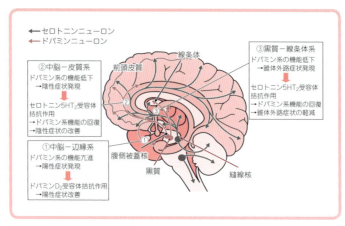

図 5-2　SDA の作用機序

▶ **リスペリドン**（商品名：リスパダール）

特徴　国内で初めて使用できるようになった第 2 世代薬である．陽性症状に対しては第 1 世代薬と同等の効果を示し，陰性症状にも効果が期待できるが，第 2 世代薬の中では錐体外路症状が起きやすく，プロラクチンの上昇も多くみられる．

効果　統合失調症，小児期の自閉スペクトラム症に伴う易刺激性．

禁忌　昏睡状態の患者，バルビツール酸誘導体などの中枢神経抑制剤の強い影響下にある患者，アドレナリンを投与中の患者，本剤に対し過敏症の既往歴のある患者．

副作用　頭痛，めまい，ふらつき，錐体外路症状，高プロラクチン血症，悪性症候群，横紋筋融解症など．

注意点　リスペリドン液は，苦味が強いため希釈して使用してもよいが，釈液後はなるべく速やかに使用する．茶葉抽出飲料およびコーラで希釈すると，効果が低下する可能性があるため避ける．低温の場所に保管すると結晶析出による含量の低下の可能性があるため，室温保存する．腎機能障害患者では慎重に投与する．

▶ **ペロスピロン**（商品名：ルーラン）

特徴　国産の抗精神病薬であり，適応症は統合失調症のみである．リスペリドンと類似した薬剤であり，陽性症状に対しては第 1 世代薬と同等の効果を示し，陰性症状にも効果が期待できる薬剤である．第 2 世代薬の中では，錐体外路症状が起きやすいが，高プロラクチン血症が起きにくいと

いわれており，抗不安作用ももつといわれている．

効　果　統合失調症．

禁　忌　昏睡状態の患者，バルビツール酸誘導体等の中枢神経抑制薬の強い影響下にある患者，アドレナリンを投与中の患者，本剤に対し過敏症の既往歴のある患者．

副作用　他の抗精神病薬と同様の副作用に注意する必要はあるが，主な副作用はアカシジア，眠気，不眠などがある．

注意点　ペロスピロンおよび主代謝物 ID-15036 の T_{max}，C_{max} および AUC はいずれも食後投与の方が絶食下投与より大きい．ペロスピロン錠は水に溶けにくいため，絶食下投与より食後投与のほうが錠剤の崩壊および溶出が亢進するためと考えられている．したがって，ペロスピロンの吸収は食事の影響を受けやすいので，食後に服用するよう指導することが必要である．

▶ ブロナンセリン（商品名：ロナセン）

特　徴　ブロナンセリンは，国内での承認時の臨床試験でリスペリドンとの比較試験を行った唯一の薬剤であり，DSA（ドパミン・セロトニン・アンタゴニスト）と呼ばれることもある．プロラクチン上昇は起きにくいとされている．

効　果　統合失調症．

禁　忌　昏睡状態の患者，バルビツール酸誘導体などの中枢神経抑制薬の強い影響下にある患者，アドレナリンを投与中の患者，本剤に対し過敏症の既往歴のある患者，アゾール系抗真菌薬（外用剤を除く），HIV プロテアーゼ阻害薬，コビシスタットを投与中の患者．

副作用　振戦，運動緩慢，流涎過多などのパーキンソン症候群，アカシジア，不眠，ジスキネジア，眠気，不安・焦燥感・易刺激性など．

注意点　ブロナンセリンの吸収は食事の影響を受けやすく，有効性および安全性は食後投与により確認されているため，食後に服用する．また，グレープフルーツジュース摂取時（併用投与時）に血漿中濃度が増加することにも注意が必要．

▶ パリペリドン（商品名：インヴェガ）

特　徴　パリペリドンは，リスペリドンの主活性代謝物である 9-ヒドロキシリスペリドンを有効成分とし，リスペリドンと同様な効果が期待できる．パリペリドンの半減期が約 20～23 時間と長いことに加えて，インヴェガは米国 ALZA 社の浸透圧を利用した放出制御システム（Osmotic controlled Release Oral delivery System：OROS®）により 24 時間

抗精神病薬の特徴　　**155**

にわたってパリペリドンを放出し，血漿中薬物濃度を安定させることで，1日1回投与による統合失調症治療を可能にした放出制御型徐放錠である.

効　果 統合失調症.

禁　忌 昏睡状態の患者，バルビツール酸誘導体などの中枢神経抑制薬の強い影響下にある患者，アドレナリンを投与中の患者，本剤に対し過敏症の既往歴のある患者，中等度から重度の腎機能障害患者（クレアチニンクリアランス 50 mL/分未満）.

副作用 血中プロラクチン増加，統合失調症の悪化，体重増加，錐体外路障害，便秘．重大な副作用としてリスペリドンや他の抗精神病薬と同様のものが報告されている.

注意点 インヴェガは徐放性製剤であるため，噛んだり，割ったり，砕いたり，溶解させたりしない．また，開封後は時間を置かずに必ず飲み物と一緒に服用する．本剤の外皮は内部の不溶性の成分と一緒に糞便中に排泄されるが，正常なことであり心配する必要はないことを説明する.

多元受容体作用抗精神病薬
（Multi-acting receptor targeted antipsychotics：MARTA）

▶ ドパミン D_2 受容体以外のドパミン受容体やセロトニン受容体に高い親和性をもち，基本的に SDA として分類されるが，その他のさまざまな受容体に対しても親和性をもち，これらの作用が相互的に関連して抗精神病作用を表わすと考えられている．このような作用を有する薬剤としてクエチアピン，オランザピン，クロザピン，アセナピンなどがあるが，ゾテピンのような第1世代（定型）抗精神病薬も同様の特徴を有しているが，一般的な分類としては認知されていない.

▶ クエチアピンやクロザピンではドパミン受容体に対する親和性が緩いことで錐体外路症状が惹起しがたいという考え方も提唱されている（コラム「Fasf dissociation hypothesis」参照）.

コラム　Fast dissociation hypothesis[3]

　クロザピンの薬理的な特徴として注目されているのが，脳内のドパミン D_2 受容体に対する親和性の低さである．近年の PET による研究では，第1世代（定型）抗精神病薬のドパミン D_2 受容体占拠率が 70% 程度であるのに対し 50% 以下の占拠率で効果を発現し，錐体外路症状を惹起しない．つまり，クロザピンは，投与直後にドパミン D_2 受容体を高率に占拠するが，その後，急速に解離するという

仮説が提唱されている．このことは，SDA の概念と対立するものであり，非定型であることの必須条件がセロトニン $5HT_{2A}$受容体に対する親和性がドパミン D_2受容体に対する親和性を上回っていることではなく，ドパミン D_2受容体に対する親和性が緩いことであるとしている．このような作用を有すると考えられている抗精神病薬としてクロザピン，クエチアピンなどがある．

▶ オランザピン（商品名：ジプレキサ）

特　　徴 基本的な薬理作用の特徴は SDA と同じである．

効　　果 統合失調症，双極性障害における躁状態，うつ状態の改善．

禁　　忌 糖尿病，糖尿病の既往歴のある患者，昏睡状態の患者，バルビツール酸誘導体などの中枢神経抑制薬の強い影響下にある患者，アドレナリンを投与中の患者，本剤に対し過敏症の既往歴のある患者．

副 作 用 他の抗精神病薬と同様の副作用に注意する必要はあるが，高血糖，糖尿病性ケトアシドーシス，糖尿病性昏睡に注意する．

注 意 点 高血糖が現れ，糖尿病性ケトアシドーシス，糖尿病性昏睡から死亡に至るなどの致命的な経過をたどることがあるので，血糖値の測定や，口渇，多飲，多尿，頻尿などの観察を十分に行う必要があり，糖尿病，糖尿病の既往歴のある患者には使用禁忌となっている．また，喫煙によりオランザピンの排泄が増加し，血漿中濃度が低下することがある．また，女性，非喫煙者，および高齢者でオランザピンの排泄が低下することが確認されている．

▶ クエチアピン（商品名：セロクエル，徐放錠：ビプレッソ）

特　　徴 世界各国において統合失調症の治療に使用されているが，気分障害の増強療法にも使用される頻度が高くなっている．国内では，徐放錠に双極性障害におけるうつ症状の改善の適応がある．オランザピンと同様に多くの受容体に作用するが，基本的な薬理作用の特徴は SDA と同じである．

効　　果 統合失調症，双極性障害におけるうつ状態の改善（徐放錠）．

禁　　忌 糖尿病，糖尿病の既往歴のある患者，昏睡状態の患者，バルビツール酸誘導体などの中枢神経抑制薬の強い影響下にある患者，アドレナリンを投与中の患者，本剤に対し過敏症の既往歴のある患者．

副 作 用 他の抗精神病薬と同様の副作用に注意する必要はあるが，高血糖，糖尿病性ケトアシドーシス，糖尿病性昏睡に注意する．心・血管疾患，脳血管障害，低血圧またはそれらの疑いのある患者では，投与初期に一過性の血圧降下が現れることがあるため注意が必要である．

注意点 オランザピンと同様に糖尿病，糖尿病の既往歴のある患者には使用禁忌となっている．高血糖が現れ，糖尿病性ケトアシドーシス，糖尿病性昏睡から死亡に至るなどの致命的な経過をたどることがあるので，血糖値の測定や，口渇，多飲，多尿，頻尿などの観察を十分に行う必要があり，糖尿病，糖尿病の既往歴のある患者には使用禁忌となっている．

また，高齢者では非高齢者に比べてクエチアピンの経口クリアランスが 30～50%低く，AUC は約 1.5 倍であり，高い血中濃度が持続する傾向が認められているため，少量（たとえば 1 回 25 mg 1 日 1 回）から投与を開始し，1 日増量幅を 25～50 mg にするなど患者の状態を観察しながら慎重に投与する必要がある．

▶ クロザピン（商品名：クロザリル）

特徴 クロザピンの投与は，統合失調症の診断，治療に精通し，無顆粒球症，心筋炎，糖尿病性ケトアシドーシス，糖尿病性昏睡などの重篤な副作用に十分に対応でき，かつクロザリル患者モニタリングサービス（Clozaril Patient Monitoring Service：CPMS）に登録された医師・薬剤師のいる登録医療機関・薬局において，登録患者に対して，血液検査などの CPMS に定められた基準がすべて満たされた場合にのみ行う．

また，基準を満たしていない場合にはただちに投与を中止し，適切な処置を講じる必要がある．米国では治療抵抗性統合失調症以外に統合失調症に伴う自殺行動の抑制について適応がある．

効果 治療抵抗性統合失調症．

禁忌 本剤の成分に対し過敏症の既往歴のある患者，CPMS への患者登録前（4週間以内）の血液検査で，白血球数が 4,000/mm^{3}未満または好中球数が 2,000/mm^{3}未満の患者，CPMS の規定を遵守できない患者，CPMSで定められた血液検査の中止基準により，本剤の投与を中止したことのある患者，無顆粒球症または重度の好中球減少症の既往歴のある患者，骨髄機能障害のある患者，骨髄抑制を起こす可能性のある薬剤を投与中の患者または放射線療法，化学療法などの骨髄抑制を起こす可能性のある治療を行っている患者，持効性抗精神病薬（ハロペリドールデカン酸エステル注射液，フルフェナジンデカン酸エステル注射液，リスペリドン持効性懸濁注射液，パリペリドンパルミチン酸エステル持効性懸濁注射液，アリピプラゾール水和物持続性注射剤）を投与中の患者，重度のけいれん性疾患または治療により十分な管理がされていないてんかん患者，アルコールまたは薬物による急性中毒，昏睡状態の患者，循環虚脱状態の患者または中枢神経抑制状態の患者，重度の心疾患（心筋炎など）のある患者，重度の腎機能障害のある患者，重度の肝機能障害のある患者，麻痺性イレウスの患者，アドレナリン作動薬（アドレナリン，ノルアドレナリン）を投与中の患者（アドレナリンをアナフィラキシーの救急治療に使用する場合を除く）．

副作用 傾眠，悪心・嘔吐，流涎過多，便秘，頻脈，振戦，体重増加などがある．

重大な副作用として，無顆粒球症，白血球減少症，好中球減少症（5％以上）心筋炎，心筋症，心膜炎，心嚢液貯留，高血糖，糖尿病性ケトアシドーシス，糖尿病性昏睡などがある．

注意点 喫煙の影響を検討することを目的とした臨床薬理試験は実施されていないが，クロザピンの代謝に肝臓中 CYP1A2 が関与していること，またこの分子種は喫煙により誘導されることから，クロザピンの薬物動態は喫煙により影響されると考えられるため，服用に際しては禁煙を指導する．

▶ アセナピン（商品名：シクレスト）

特　徴 シクレストは日本初の舌下錠による統合失調症治療薬である．

効　果 統合失調症．

禁　忌 昏睡状態の患者，バルビツール酸誘導体などの中枢神経抑制薬の強い影響下にある患者，アドレナリンを投与中の患者，本剤に対し過敏症の既往歴のある患者，重度の肝機能障害（Child-Pugh 分類 C）の患者．

副作用 傾眠，口の感覚鈍麻，アカシジア，錐体外路障害，体重増加，浮動性めまいなど．

注意点 シクレストは舌下錠のため水なしで服用できるが，服用後5～10分間は飲水・飲食をしないように注意する必要がある．

ドパミン受容体部分作動薬（図 5-3）
（dopamine partial agonist：DPA，Dopamine System Stabilizer：DSS）

▶ ドパミン受容体部分作動薬とは，ドパミン D_2 受容体に親和性をもち，その固有活性が内在性のフルアゴニストであるドパミンに比べて小さい物質と定義されている．

▶ アリピプラゾールはドパミン D_2 受容体に対する親和性が強く，アンタゴニスト（遮断薬）として作用する一方，内因性のドパミンの約 30％程度の活性をもつことから，アゴニスト（刺激薬）としての作用ももつ．

▶ つまり，内在性のドパミンが強いときにはアンタゴニストとして作用し，安定した刺激を伝達するが，逆に活性が低いときにはアゴニストとして作用することで，ドパミンの働きを完全に遮断するのではなく，シナプス間隙のドパミン濃度に応じて刺激の伝達を調整する．

抗精神病薬の特徴　**159**

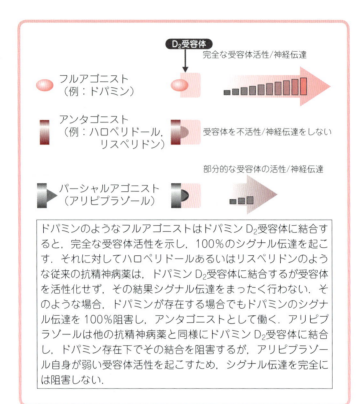

図 5-3　ドパミンパーシャルアゴニスト

［大塚製薬提供］

▶ **アリピプラゾール**（商品名：エビリファイ）

- **特　徴**　抗精神，ドパミン D_2 受容体の遮断作用と刺激作用を併せもっている．
- **効　果**　統合失調症のほかに双極性障害における躁症状の改善，抗うつ薬との併用によるうつ病，うつ状態の改善，小児期の自閉スペクトラム症に伴う易刺激性．
- **禁　忌**　昏睡状態の患者，バルビツール酸誘導体などの中枢神経抑制薬の強い影響下にある患者，アドレナリンを投与中の患者，本剤に対し過敏症の既往歴のある患者．
- **副作用**　他の抗精神病薬と比べて重篤な副作用の報告は少ないが，不眠（27.1％），神経過敏，アカシジア，振戦，不安，体重減少，筋強剛および食欲不振など．

注意点	女性に投与する際には，プロラクチン低下に伴う生理の再開により貧血など生じることがあり注意が必要．カルバマゼピンとの併用は，CYP3A4の誘導作用によりアリピプラゾールの体内濃度が低下し，効果が減弱する．また，バルプロ酸との併用でも血中濃度が低下する．

▶ ブレクスピプラゾール（商品名：レキサルティ）

特徴	ドパミン D_2 受容体およびセロトニン $5HT_{1A}$ 受容体にはパーシャルアゴニストとして働き，セロトニン $5HT_{2A}$ 受容体にはアンタゴニストとして働くセロトニン-ドパミン・アクティビティ・モジュレーター（SDAM）と呼ばれる新しい作用機序を有している．
効果	統合失調症．
禁忌	昏睡状態の患者，バルビツール酸誘導体などの中枢神経抑制薬の強い影響下にある患者，アドレナリンを投与中の患者，本剤に対し過敏症の既往歴のある患者．
副作用	アカシジア，高プロラクチン血症，頭痛，不眠など．
注意点	本剤とCYP2D6阻害薬（キニジン，パロキセチンなど）および/または強いCYP3A4阻害薬（イトラコナゾール，クラリスロマイシンなど）を併用する場合およびCYP2D6の活性が欠損していることが判明している患者（Poor Metabolizer）では，本剤の血漿中濃度が上昇するおそれがあるため用法・用量の調節を行う．

安心して抗精神病薬を使うには

統合失調症とは

　　原因不明で主に思春期に発症し，慢性進行性に人格荒廃に至る内因性の精神疾患である．早発性痴呆（dementia praecox）としてKraepelinによって1909年に体系化され，1911年にBleulerによって統合失調症（schizophrenia）として再体系化され今日に至っている．

　　1,000人に7～8人の割合で発症する．主に15～30歳の間に発症し，ピークは20～25歳ぐらいの青年期であるが，小児期の発症や老年期での発症もみられる．男女差，人種差はない．日照量や地域による罹患率に差があるとの報告もあるが確定はされていない．一般に破瓜型（解体型）に比べて妄想型は発症年齢が遅いとされ，30～40歳代での発病が多い．男性と比較して女性は平均発症年齢が遅く，閉経後にも小さな発症のピークがある．

a）症状と診断

代表的な症状として陽性症状（幻覚，妄想，顕著な思考障害，奇異な行動など），陰性症状（感情鈍麻/平板化，会話の貧困，意欲欠如，快感消失など），認知機能障害などがある．統合失調症では，社会適応ができない，病識がもてないなどが問題となり，症状により大きく以下のような3つのタイプに分類される．統合失調症は，発症後，進行性に慢性の経過をたどる疾患であり，再発を繰り返すことで社会適応能力が低下してしまう．

①妄想型

幻覚，幻聴などの知覚障害と偏執的な妄想が特徴．

②破瓜型

不適切な感情表出，退行性の行動，滅裂した会話や思考が特徴．

③緊張病型

顕著な精神運動性障害（過動＆昏迷），不自然な態度や姿勢が長期間持続，暴力的な興奮エピソードが特徴

診断基準としては，米国精神医学会の DSM-5（Diagnostic and Statistical Manual of Mental Disorders），WHO による ICD-11（International Statistical Classification of Diseases and Related Health Problems Version 11）などがある．

b）治　療

治療の目標は再発を予防し，社会適応能力を維持・向上させ回復を目指すこととなる．薬物療法を中心に，症状の回復や程度に応じて精神療法やリハビリテーションを実施する．

c）予　後

統合失調症の予後は治療の開始が早いほどよくなり，主に患者が薬物療法の指示をきちんと守るかどうかにかかっている．薬物療法を行って症状が寛解しても，中断してしまうと70～80％の患者で1年以内に症状が再発する．一方，薬を継続的に服用すれば，再発率は約30％に下がり，多くの場合，重症度が大幅に軽減する．また，長期の予後を検討すると，治癒に至ったり軽度の障害を残すのみなど良好な予後の場合が50～60％で，重度の障害を残す場合は10～20％であるとされている．統合失調症の予後は，発病年齢の時期(早い/遅い)，発病様式の緩急，誘発因子の有無などによって異なり，平均余命も短いことが判明している（表 5-5）．

162　　抗精神病薬

表 5-5　統合失調症の予後

因子／予後	予後不良	予後良好
発病年齢	早い	遅い
発病様式	緩徐	急激
誘発因子	なし	あり
病前性格	分裂気質	循環気質
知能	低い	高い
治療開始	遅い	早い
感情精神病様症状	なし	あり
性別	男	女
遺伝負因（遺伝のあるなし）	あり	なし
脳の形態変化	あり	なし
病前の社会へのよしあし	悪い	良い

抗精神病薬の使い方

　統合失調症の維持療法における薬物治療では，抗精神病薬をできるだけ単剤・低用量で使用することが推奨されている．また，治療アルゴリズムは多く提唱されているが，どのアルゴリズムにおいても基本的に一つの薬剤を効果が確認できるまで十分な用量で一定の期間使用して評価することが提唱されている．現在は，より鎮静作用の少ない，認知機能障害を改善するための薬物療法が推奨されている．

a）抗精神病薬の治療スケジュール（図 5-4）

　統合失調症患者に抗精神病薬を使用する場合，多くのアルゴリズムが提案されているが，基本的に単剤で十分量を十分な期間使用してその効果を判断する．副作用がなければ，通常 4 週間程度の経過をみて，有効であればその後維持量を決めて継続する．しかし，4 週間程度経過をみても十分な効果が得られなかった場合，8 週間までに他の抗精神病薬への切り替えを検討する．

　TMAP（Texas Medication Algorithm Project）では，第 2 世代薬から使用することを推奨しており，最初に選択した薬剤が無効であれば，他の第 2 世代薬か第 1 世代薬への変更を行う．2 剤の抗精神病薬をそれぞれ十分な量・期間使用しても効果がみられない場合，治療抵抗性統合失調症と判断し，クロザピンの使用を推奨している．治療抵抗性統合失調症に対するクロザピンの有効性は，治療抵抗性統合失調症患者の 57〜67 ％（国内臨

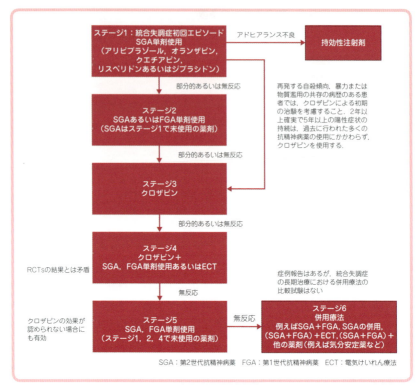

図 5-4　統合失調症の薬物治療アルゴリズム.
[Texas Department of State Health Services：Schizophrenia Algorithm. Schizophrenia Clinician's Manual, 2008 より引用]

床試験）であったと報告されている．

b）抗精神病薬の切り替え方

抗精神病薬の切り替え方は，以下の 3 通りの方法が行われている．

・置換：単純に，前薬から第 2 世代薬に 1 回で全変更する方法．

・漸減漸増：前薬を徐々に減らしながら同時に第 2 世代薬を開始し徐々に増やしていく方法．

・上乗せ漸減：前薬はそのままで第 2 世代薬を徐々に増やす形で追加し，様子をみて前薬を徐々に減らしていく方法．

切り替えに際しては，症状の再燃・増悪と，前薬を減量あるいは中止することによる離脱症状が生じる可能性がある．また，離脱性の錐体外路症

状（アカシジア，ジスキネジア）といった身体の症状が出ることがある.

c）抗精神病薬の減らし方，止め方

どの薬剤から減量するかは医師の判断によるが，

1. 力価の低いものから減量する.
2. 主剤を選びそれを残す.
3. 減量速度はクロルプロマジン（CP）換算で 25 mg/週以下とする[5].

のがよいと考えられており，できるだけ時間をかけて慎重に減量を行うことは重要である．岩田らによる統合失調症に対する抗精神病薬の多剤大量処方を是正するエビデンス調査では，抗精神病薬の多剤大量投与を受けている統合失調症患者の処方の減量・単純化の方法について報告している[6].本報告では，減量単純化試験にエントリーされた患者において，開始時の平均投与剤数・投与量（CP 換算量）2.5 ± 0.7 剤・$1,027.1 \pm 293.7$ mg/日から 12 週目までに，2.0 ± 0.8 剤・838.3 ± 275.1 mg/日まで（$p<0.05$），24 週目までに，1.9 ± 0.7 剤・793.7 ± 305.0 mg/日まで減量単純化が行われた（$p<0.05$）．この減量単純化では 12 週目までに剤数で 0.5 剤，投与量で188.8 mg，24 週目までに 0.6 剤，233.4 mg の減量単純化が行われており，単純計算による減量速度はそれぞれ 15.7 mg/週，3.7 mg/週であった.

しかし，抗精神病薬の減薬・減量・中止により離脱症状が発現する可能性がある．離脱症状として，嘔気，嘔吐，食欲不振，下痢，鼻漏，発汗，筋肉痛，知覚障害，不安，興奮，情動不安，不眠症などが知られている.さらに，これらの離脱症状により再発する可能性もある.

抗精神病薬を安全に服用するために（投与の注意点）

抗精神病薬を使用する際に重要なのは，単剤・低用量で使用することであり，投与初期に生じる可能性のある錐体外路症状に注意して使用する．錐体外路症状が生じた場合は，減量・中止するか他の薬剤に変更する．また，FDA の勧告により高齢の認知症患者の死亡率が有意に高いことが指摘されているため十分な注意が必要である.

統合失調症の薬物療法を考える場合，病期による症状や副作用の違いにも考慮が必要である．抗精神病薬にはさまざまな副作用があり，とくに各種神経伝達物質の遮断に伴う副作用とその他の副作用に分類することができる（表 5-6）．また，QT 延長に引き続き起きる可能性のある torsades

表5-6　各種受容体の遮断と副作用

受容体の遮断	副作用	症　状
ドパミンD_2受容体	錐体外路症状	歩行障害，動作緩慢，流涎，筋強剛，振戦，アカシジア，ジストニア，ジスキネジアなど
	悪性症候群	発熱，発汗，筋強剛，ミオグロビン尿など
ムスカリン性アセチルコリン（mAch）受容体	自律神経症状	口渇，便秘，排尿障害，視力調節障害など
	中枢神経症状	意識障害，認知機能障害
アドレナリンα_1受容体	低血圧	めまい，立ち眩み
	心・循環器系症状	心電図変化，突然死
	性機能障害	勃起障害，射精障害，持続性勃起
ヒスタミンH_1受容体	鎮静作用	眠気
	肥満	体重増加.
その他	内分泌症状	乳汁分泌，プロラクチンの上昇（D_2受容体の遮断），糖尿病に対する影響，体重増加，水中毒，その他
	精神症状	過鎮静，無関心，感情鈍麻，自発性低下，意欲低下，抑うつなど
	皮膚症状	薬疹，光線過敏症，アレルギー性皮膚炎，色素沈着など
	血液症状	無顆粒球症，白血球減少，血小板減少症など
	眼症状	網膜色素変性症，緑内障など
	肝機能障害	倦怠感，脱力，疲労感，黄疸など

de pointes，誤嚥性肺炎，深部静脈血栓症，悪性症候群，遅発性ジスキネジアなどは重大な副作用である．

a）急性期への投与

　急性期では，脳の神経が興奮し，全体のバランスが崩れて脳がうまく機能しなくなっているため，幻覚，妄想，自我の障害，興奮または昏迷といったいわゆる陽性症状が中心となる時期である．これは抗精神病薬によく反応する時期であるが，急性の副作用も起こりやすく，過鎮静，アカシジア，ジストニア，めまい，立ちくらみといった症状が多くみられる．急性の副作用は徐々に改善することもあるが，アカシジアは患者にとってもっとも

不愉快な副作用の一つであり，その苦痛から服薬の中断のみならず，自殺企図へと進んでしまうこともある．アカシジアでは，抗精神病薬の減量や低力価薬物への変更が試みられるべきであるが，それが困難な場合はジフェンヒドラミン，プロメタジン，ヒドロキシジンなどの抗ヒスタミン薬，GABA系に促進的に作用するジアゼパム，クロナゼパムなどのベンゾジアゼピン系薬物，プロプラノロール，クロニジンなど，ノルアドレナリン系へ作用する薬物の投与を試みる．ほかにも，過鎮静やめまい，立ちくらみなども転倒などの事故につながる可能性が高いため注意が必要な副作用である．

また，アカシジアやジストニアなどの錐体外路症状に対しては，予防的に抗パーキンソン病薬が投与されている場合が多くみられる．若年者，とくに学齢期にある患者では抗パーキンソン病薬は記銘力障害を引き起こし学習に支障をきたすことから，過量投与には注意が必要である．さらに，高齢者では抗パーキンソン病薬によりせん妄を引き起こす可能性が高いことを理解しておく必要がある．

b）回復期への投与

回復期は急性期で消耗したエネルギーを充電する時期であるといわれ，元気が出ない，集中力がなくなったと感じたりして人づきあいが悪くなり，陰性症状が前景に出てくることが多く，慢性化する場合もあるといわれている．薬剤も急性期ほどの量は必要でない場合が多く，意欲の低下により服薬の継続がむずかしくなる時期でもある．規則正しい服薬の継続は再発のリスクを減らすためにもっとも重要であり，適切な情報提供を丁寧に行っていく必要がある．

遅発性の副作用でもっとも重篤なものは遅発性ジスキネジア，ジストニアなどであり非可逆性のものも多くみられる．また，遅発性のアカシジアの報告もあり注意が必要な副作用である．これらの遅発性の副作用は抗精神病薬の総投与量と相関があるといわれており，長期にわたり服薬の継続が必要な患者にとっては大変重要である．さらに中等度以上の遅発性ジスキネジアでは生命予後は不良であるという報告もある[7]．遅発性ジスキネジアの発生のリスクとしては高齢であること，閉経後の女性であることなどが挙げられているが，遅発性ジストニアでは若年であること，男性であることが挙げられている．遅発性ジスキネジア，アカシジア，遅発性ジス

表 5-7　第 2 世代抗精神病薬による内分泌・代謝系
　　　　　副作用の特徴

薬　剤	体重増加	糖尿病	脂質異常
クロザピン	＋＋＋	＋	＋
オランザピン	＋＋＋	＋	＋
リスペリドン	＋＋	D	D
クエチアピン	＋＋	D	D
アリピプラゾール*	＋/－	－	－
Ziprasidone*	＋/－	－	－

D：結果に一貫性がみられず/＋：増大作用/－：作用なし
＊：十分な長期データが得られていない新規薬剤
［American Diabetes Association, et al：Diabetes Care **27**：
596-601, 2004 より和訳］

トニアでは早期発見と休薬・減量により回復しうることがわかってきており，副作用チェックは重要となる．

身体疾患を合併している場合

　抗精神病薬はさまざまな脳内神経伝達物質に親和性をもち，その効果を発現するが，同時に種々の身体的副作用を生じる可能性もある．とくに心疾患，パーキンソン病，肝機能障害，尿閉，麻痺性イレウス，けいれん性疾患などがある患者では，病態が悪化する可能性があるため注意が必要である．また，第 2 世代薬は第 1 世代薬に比べ，副作用は少ないといわれているが，体重増加や血糖値の上昇など特徴的な副作用もみられる（表 5-7）．

　ここでは，とくに第 2 世代薬を使用する場合の注意点について解説する．

168　　抗精神病薬

糖尿病の患者に使用する（統合失調症患者の場合）

▶糖尿病患者に使用禁忌となっているオランザピン，クエチアピン以外は慎重投与で使用できるが，原則として血糖値に影響を与えない，アリピプラゾールを低用量でアカシジアに注意しながら使用する．

　第2世代薬（オランザピン，クエチアピン，クロザピンなど）によりインスリンの分泌が抑制され，過血糖や尿糖を生じ，糖尿病を引き起こす可能性がある．また，急激な血糖値の上昇により，糖尿病性ケトアシドーシス（脱水，嘔吐，腹痛，過呼吸，徐脈，低体温，低血圧，意識レベルの低下，尿糖・尿ケトン体が高値，血糖値 500 mg/dL 以上）による死亡例も報告されている．これらから，オランザピン，クエチアピンは糖尿病患者には使用禁忌となっており，第2世代薬は糖尿病患者に対しては慎重投与となっている．したがって，抗精神病薬を服用中の患者，とくに第2世代薬の服用患者では，耐糖能のモニタリングが重要であり，抗精神病薬投与前や他剤へ切り替える場合には空腹時血糖および HbA1c をチェックすることが必要となる．また，清涼飲料水の大量摂取についても注意し，体重増加に注意することも必要である．

高血圧症の患者に使用する（統合失調症患者の場合）

▶アドレナリン α_1 受容体の遮断作用の少ない，ペロスピロン，ブロナンセリン，アリピプラゾールなどを低用量で使用する．

　第2世代薬を高血圧症の患者に使用する場合，すでに服用している降圧薬との相互作用に十分注意する必要がある．第2世代薬のほとんどがアドレナリン α_1 受容体の遮断作用をもっており，併用により降圧作用が増強される可能性がある．

心筋梗塞の患者に使用する（統合失調症患者の場合）

▶第2世代薬もQT延長をはじめとした心機能に影響を与えることから，心電図をモニターしながら慎重に投与する．

▶リスペリドン，オランザピン，クエチアピン，クロザピンはアリピプラゾールに比べ torsades de pointes 発症の可能性が高いため，アリピプラゾールを低用量で使用する．

　第2世代薬を心・血管疾患，またはそれらの疑いのある患者に投与する場合，一過性の血圧降下が現れる恐れがある．統合失調症患者における突然死の原因としてもっとも多いのが，心・血管系の疾患であり，心筋梗塞がもっとも多かったとの報告がある[9]．抗精神病薬は大量に投与するとQT延長のリスクが増加し，クロルプロマジン換算で1日1,000 mgを超えると調整オッズ比が5.4倍に，2,000 mgを超えると8.2倍になるとの報告もある[10]ため，心筋梗塞の患者に投与する際には十分な注意が必要である．

肥満・脂質異常症の患者に使用する
（統合失調症患者の場合）

▶第2世代薬ではアリピプラゾール以外は，第1世代薬に比べ体重増加，脂質異常症のリスクが高く，オランザピン，クロザピンはリスペリドン，クエチアピンよりもリスクが高い．

▶リスペリドンかアリピプラゾールを低用量で使用する．

　抗精神病薬により体重増加の可能性がある．体重が増加する場合，食事療法や運動療法を導入することが必要といわれている．第2世代薬の中でもとくにオランザピン，クロザピンで体重増加が多いため注意が必要である．さらに体重増加により，肥満や糖尿病，耐糖能異常，高血圧，高脂血症，冠動脈疾患，脳卒中などの合併症の発症リスクが高くなる．

　体重増加の予防と対処法としては，危険因子の検討，肥満，糖尿病の既往や家族歴の把握，薬剤に関する十分な情報提供がある．多飲水，過食に十分注意し，適切な食事と運動を行う．Body mass index（BMI）を用い

て体重増加を評価する方法もあり，BMI が 30 以上の場合，30〜25 で家族歴および合併症のある場合，25 以下でも内臓脂肪沈着が著明な場合には積極的な対処が必要となる．

脳血管障害の患者に使用する（統合失調症患者の場合）

> ▶投与が必要な場合は，錐体外路症状の少ないアリピプラゾールを低用量で使用する．

　抗精神病薬は，脳に器質的障害のある患者では精神症状を増悪させることがある．また，一過性の血圧降下が生じたり，脳血管障害リスクを増大させる可能性もあるため，慎重な使用が必要である．

認知症の患者に使用する

> ▶アルツハイマー型認知症の周辺症状（BPSD）に対しては，リスペリドン，オランザピン，クエチアピン，アリピプラゾールペロスピロンの効果が報告されているが，リスペリドンは錐体外路症状のリスクが高く，オランザピン，クエチアピンでは過鎮静となってしまう可能性がある．
> ▶アリピプラゾールやペロスピロンを低用量で使用する．

　アルツハイマー型認知症の周辺症状（BPSD）に対して第 2 世代薬が使用される場合があるが，錐体外路症状などの副作用が出やすいため，必要な場合は低用量で使用する．

　リスペリドンの投与を受けた（平均用量：0.97 mg/日）患者において，精神障害や興奮の重症度は減少したが，錐体外路症状の軽度な増加が認められたとの報告がある．第 2 世代薬を認知症患者に使用する場合，認知症高齢者では開始直後の重大イベントの発生リスクが高いこと，女性よりも男性のほうが一貫してリスクが高いとことに注意が必要である[11]．

パーキンソン病の患者に使用する

> ▶原則として，パーキンソン病の患者に抗精神病薬は使用しない．
>
> ▶投与が必要な場合は，錐体外路症状の少ないアリピプラゾールを使用し，糖尿病でなければクエチアピン，オランザピンを低用量で使用する．

　パーキンソン病では，黒質線条体神経路における神経伝達が障害されているため，抗精神病薬を投与することで，ドパミン作動作用が減弱し，病状が悪化する可能性がある．そのため投与量を調節するなど慎重に投与する．第2世代薬では，黒質線条体神経路に対する抑制作用は改善されているが，リスペリドンやブロナンセリンではとくに注意が必要である．

がん患者に使用する

　がん患者への抗精神病薬の投与に際しては，①身体状態への配慮，②刻々と変化する状態，③薬物相互作用，④精神症状以外への使用，⑤向精神薬に対する患者・家族の不安，などに留意すべきである．がん患者ではとくに，せん妄や嘔気・嘔吐に使用されるが，アカシジアを含む錐体外路症状に注意が必要である[12]．がん患者の難治性嘔気に対してはオランザピンに適応（抗悪性腫瘍薬投与に伴う消化器症状［悪心，嘔吐］）があり使用されるが，過鎮静や錐体外路症状に注意し，低用量で使用する．

胃炎・胃潰瘍の患者に使用する
（統合失調症患者の場合）

> ▶スルピリドには，胃・十二指腸潰瘍に対する適応があり，胃炎・胃潰瘍の患者に使用しやすいが，高用量では錐体外路症状が生じる可能性があり，注意して使用する．
>
> ▶他の第2世代薬もアリピプラゾール以外は低用量で使用し短期間の使用にとどめる．

　第2世代薬においても，第1世代薬と同様に消化器症状として食欲不振，下痢，嘔吐，消化不良，腹痛，食欲亢進，腹部不快感，腹部膨満，胃食道逆流性疾患，胃炎などが報告されているため，消化器症状には注意して使

用する．とくにアリピプラゾールはドパミンの部分作動薬であるため，消化器症状が出やすく，注意が必要である．

肝機能障害の患者に使用する

▶アセナピンは重度の肝機能障害に使用禁忌であり，他の第2世代薬も肝臓で代謝を受けるため，低用量で使用する．

肝機能障害のある患者ではクリアランスが低下しているため，抗精神病薬の血中濃度が上昇し，肝機能障害を悪化させる恐れがある．また，横紋筋融解症にも注意が必要である．

腎機能障害の患者に使用する

▶リスペリドン，パリペリドン以外の第2世代薬を使用する場合にも低用量で使用する．

腎機能障害のある患者では薬剤のクリアランスが低下し，血中濃度が上昇する恐れがある．リスペリドンでは，中等度腎機能障害患者（クレアチニンクリアランス：30〜60 mL/min/1.73 m^2）で $t_{1/2}$ に35％の延長および AUC に2.7倍の増大，重度腎機能障害患者（クレアチニンクリアランス：10〜29 mL/min/1.73 m^2）で $t_{1/2}$ に55％の延長および AUC に2.6倍の増大が認められた．また，パリペリドンでは，中等度から重度の腎機能障害患者（クレアチニンクリアランス 50 mL/分未満）の患者では排泄が遅延し血中濃度が上昇するおそれがあるため禁忌となっている．横紋筋融解症による腎機能障害にも注意が必要である．

身体疾患を合併している場合　**173**

風邪の患者に使用する
（抗精神病薬を服用中の患者が風邪をひいた場合）

> ▶中枢神経抑制作用や抗コリン作用を有する薬剤との併用に注意して使用する．また，高齢者では誤嚥性肺炎にも注意する．

オランザピンは抗コリン作用をもつため，総合感冒薬に含まれる抗コリン薬との相互作用により排尿障害や便秘が生じる可能性がある．また，総合感冒薬には，リン酸コデインやジヒドロコデイン，抗ヒスタミン薬などの中枢神経抑制薬が含まれていることがあり，抗精神病薬の作用が増強される可能性がある．そのため，用量の調節を行うなどの注意が必要である．抗精神病薬によるドパミンD_2受容体の遮断はサブスタンスPの低下を起こし，咳嗽反射と嚥下反射のコントロール不良により不顕性誤嚥（silent aspiration），誤嚥性肺炎を引き起こす．とくに高齢者では誤嚥性肺炎のリスクが高くなり十分注意する．

終末期の患者に使用する

> ▶錐体外路症状，悪性症候群に十分注意して低用量で使用し短期間の使用にとどめる．
> ▶オランザピンを抗がん剤による嘔気・嘔吐に使用する場合，5 mgを1日1回経口投与し，1日量は10 mgを超えない．

セデーションに抗精神病薬を使用することはあるが，錐体外路症状，悪性症候群などの重篤な副作用を引き起こす恐れがあるため，あまり推奨されていない．

せん妄に対しては第1世代薬のレボメプロマジンやハロペリドールの注射が使用されてきた[13]．第2世代薬もすべてせん妄に効果があるが，とくにリスペリドン内用液が第1世代薬に比べ，使用しやすく，ハロペリドールよりも錐体外路症状が少ないため，使用されることが多くなっている．また，オランザピンは抗がん剤による嘔気・嘔吐に適応がある．

高齢者, 小児, 妊婦・授乳婦に抗精神病薬をどう使うか

高齢者への使い方

▶高齢者では錐体外路症状などの副作用が現れやすく, また, 腎機能障害を有する患者では最高血漿中濃度が上昇し, 半減期が延長することがあるので, 少量から投与する.

▶クエチアピンは少量 (1回 25 mg 1日1回) から投与を開始し, 1日増量幅を 25〜50 mg にするなど患者の状態を観察しながら慎重に投与する.

　抗精神病薬を高齢者に投与する場合は, 心・血管系, 脳血管系の合併症に注意して使用する. 日本老年医学会「高齢者の安全な薬物療法ガイドライン 2015」では第1世代薬の使用は推奨しておらず, 使用する場合は, 第2世代薬を推奨している. また, 高齢者では錐体外路症状などの副作用が現れやすく, また, 腎機能障害を有する患者では最高血漿中濃度が上昇し, 半減期が延長することがあるので, 少量から投与する必要がある. 焦燥感, 興奮, 攻撃性, 脱抑制にはアリピプラゾール, クエチアピンを, 睡眠障害にはリスペリドンを, 精神症状全般にはクエチアピン, リスペリドンを投与する. リスペリドンは錐体外路症状が出やすいため, 十分注意する必要がある. また, クエチアピンは, 高齢者では非高齢者に比べてクエチアピンの経口クリアランスが 30〜50％低く, AUC は約 1.5 倍であり, 高い血漿中濃度が持続する傾向が認められているため, 少量 (1回 25 mg 1日1回) から投与を開始し, 1日増量幅を 25〜50 mg にするなど患者の状態を観察しながら慎重に投与すること. また, 海外臨床試験において非高齢者と比較し, 起立性低血圧の発現頻度が増加する傾向が認められている.

小・児への使い方

▶Augsberger 式による小児量＝{年齢 (歳)×4＋20}/100×成人量を使用する. また表から算出する (表 5-8).

▶リスペリドン, アリピプラゾール, クエチアピンが使用しやすい.

表 5-8　小児薬用量

6 ヵ月	1 歳	3 歳	7.5 歳	12 歳	成人
1/5	1/4	1/3	1/2	2/3	1

小児	15 歳未満
幼児	7 歳未満
乳児	1 歳未満
新生児	出生後 4 週未満
低出生体重児	WHO で定められている低体重児（2,500 g 未満）

年齢	0 ヵ月	3 ヵ月	6 ヵ月	1 歳	2 歳	3 歳	4 歳	5 歳	6 歳
体重	3 kg	6 kg	8 kg	10 kg	12 kg	14 kg	16 kg	18 kg	20 kg

　現在，第 2 世代薬では，リスペリドン，アリピプラゾールにのみに小児期の自閉スペクトラム症に伴う易刺激性に対する適応があるが，他の第 2 世代薬についても適応外で使用されることがある．2010年のノルウェーでの報告によると小児，青年期に対する抗精神病薬処方率は 0.18%（男児：0.23%，女児：0.13%）であり，男女ともに，リスペリドンがもっとも処方されており（男児：57.4%，女児：32.3%），2 番目に多かった薬剤は，男児はアリピプラゾール（19.4%），女児はクエチアピン（27.4%）であった．また，主な精神障害の診断は，男児では，多動（49.9%），自閉症スペクトラム障害（27.1%），女児では，不安障害（41.5%），うつ病（33.6%）であった[14]．添付文書では，低出生体重児，新生児，乳児，幼児または小児に対する安全性は確立していない（使用経験がない）と記載されている．

妊婦・授乳婦への使い方

▶抗精神病薬は，単剤・低用量で使用することが推奨されている．

▶これまで，クロルプロマジンで傾眠傾向，オランザピンで傾眠傾向，振戦，神経過敏，クロザピンで眠気，無顆粒球症の報告があり，産科医や小児科医と連携して注意深く使用する．

表 5-9　抗精神病薬の妊婦に対する危険度

分類	薬剤名	添付文書	米国 FDA	豪州 ADEC	虎ノ門
フェノチアジン系	クロルプロマジン	△	(C)	C	2
	レボメプロマジン	△	C		2
	フルフェナジン	△	C	C	2
	ペルフェナジン	△	C	C	2
ブチロフェノン系	ハロペリドール	禁忌	C	C	2
SDA・MARTA	リスペリドン	◇	C	C	1
	オランザピン	◇	C	C	1
	クエチアピン	◇	C	C	1

各記号は抗うつ薬の章　表 1-19（p.59）を参照

a）妊婦への使い方（表 5-9）

　「周産期メンタルヘルスコンセンサスガイド 2017」では，妊娠中の抗精神病薬使用による胎児や妊娠への影響は否定できないが，統合失調症患者が服薬を中止すると症状が再燃する可能性があるため，原則として妊娠中も服薬を継続することを推奨している．また，第 1 世代薬と第 2 世代薬の胎児や妊娠への影響の違いは明らかではなく，薬剤個別のリスクとベネフィットの違いも明らかではないため，安定した妊婦に対して薬剤の変更は行わないほうがよいとしている．クエチアピン，アリピプラゾール，リスペリドン，オランザピン，ジプラシドン（日本未承認）の妊娠転帰を非服用女性と比較した研究では，リスペリドン服用女性においてのみ先天大奇形全体でのリスクがわずかではあるが有意な増加がみられ（リスク比1.26，95％Cl 1.02～1.56）他の薬剤ではリスク増加は認められなかったが，1 世代薬と第 2 世代薬では有意差は認められなかったとの報告がある[15]．

b）授乳への使い方

　医薬品添付文書中では，乳汁中に移行するため，授乳は行わないと記載がされているが，薬剤の減量や授乳中止を強く勧めることは，母親の精神障害に影響を及ぼす場合があるので注意する．「周産期メンタルヘルスコンセンサスガイド 2017」では，母乳中に移行する向精神薬の量は胎児が経胎盤的に服用する量に比べてはるかに少ない（10％以下，あるいは 1％に

も満たないレベル）としている．薬物療法と母乳育児を両立することは国際的なコンセンサスとなっている．

---

1) 融 道男：向精神薬マニュアル，第3版，医学書院，東京，p38-43，2008
2) 稲垣 中，稲田俊也ほか：向精神薬の等価換算，星和書店，東京，1999
3) 黒木俊秀，中原辰雄：Clozapine の薬理：主たる作用部位はどこか？ 臨精神薬理 6：11-19，2003
4) Twxas Department of State Health Services：Schizophrenia Algorithm. Schizophrenia Clinician's Manual, 2008
5) 助川鶴平：抗精神病薬の減量単純化のための減量速度一覧表の作成．臨精神薬理 14：511-515，2011
6) 岩田仲生ほか：抗精神病薬の多剤大量投与の安全で効果的な是正に関する臨床研究分担研究報告書，平成24年度厚生労働科学研究補助金（障害者対策総合（精神障害分野）研究事業），2011
7) 高宮真樹，八木剛平ほか：遅発性ジスキネジア発症者の死亡率．精神誌 90：559-569，1988
8) American Diabetes Association：Consensus development conference on antipsychotic drugs and obesity and diabetes. Diabetes Care 27：596-601, 2004
9) Ifteni P, Correll CU, et al：Sudden unexpected death in schizophrenia：autopsy findings in psychiatric inpatients. Schizophr Res 155：72-76, 2014
10) Reilly JG, Ayis SA, et al：QTc-interval abnormalities and psychotropic drug therapy in psychiatric patients. Lancet 355：1048-1052, 2000
11) Devanand DP, Mintzer J, et al：Relapse risk after discontinuation of risperidone in Alzheimer's disease. N Engl J Med 367：1497-1507, 2012
12) 岡島美朗：外来・病棟でよくみる精神症状対応マニュアル（第4章）病態・疾患に応じた向精神薬の使い方と注意点：がん，緩和ケア（サイコオンコロジー）．薬事 60：1908-1913，2018
13) 日本緩和医療学会緩和医療ガイドライン作成委員会（編）：苦痛緩和のための鎮静に関するガイドライン 2010 年版，金原出版，東京，2010
14) Nesvåg R, et al：Mental disorder diagnoses among children and adolescents who use antipsychotic drugs. Eur Neuropsychopharmacol 26：1412-1418, 2016
15) Huybrechts KF, Hernández-Díaz S, et al：Antipsychotic Use in Pregnancy and the Risk for Congenital Malformations. JAMA Psychiatry 73：938-946, 2016

薬剤が引き起こす精神症状

精神科以外の疾患に使用される薬剤によりさまざまな精神症状が引き起こされることが判明している.

抑うつ症状を引き起こす薬剤

抑うつ症状を引き起こす主な薬剤として, 表6-1 がある. 代表的なものとしては副腎皮質ステロイドやインターフェロンが知られている.

循環器用薬

レセルピン（アポプロン）, ヒドララジン（アプレゾリン）, メチルドパ（アルドメット）, サイアザイド系降圧薬, アドレナリンβ受容体遮断薬, カルシウム拮抗薬, ジゴキシンなどでは副作用として添付文書中に抑うつが記載されている. レセルピンによる抑うつでは自殺の危険もあるため, 十分注意が必要である. 悲観気分, 早朝覚醒, 食欲不振, 抑制などの抑うつ症状が現れた場合は中止する. 中止後も抑うつ状態が数ヵ月間にわたって継続することもあり, 注意が必要である.

ヒスタミン H$_2$受容体拮抗薬

シメチジン（タガメット）, ラニチジン（ザンタック）, ファモチジン（ガスター）などでは副作用として抑うつが報告されている.

表 6-1　抑うつ症状を引き起こす薬剤

1. 循環器用薬
2. ヒスタミン H$_2$受容体拮抗薬
3. 副腎皮質ステロイド
4. 非ステロイド抗炎症薬（NSAIDs）
5. 脳循環改善薬
6. 抗精神病薬
7. 抗不安薬
8. 抗てんかん薬
9. インターフェロン
10. 経口避妊薬

副腎皮質ステロイド

各種の副腎皮質ステロイドに精神神経症状が出現することが知られており，抑うつに注意しなければならない．女性に出現しやすく，ステロイド投与の数日後から1〜2週間後に抑うつ症状が現れることが多い．

非ステロイド抗炎症薬（NSAIDs）

ジクロフェナクナトリウム（ボルタレン），ロキソプロフェン（ロキソニン）などで抑うつが副作用として添付文書中に記載されている．

インターフェロン

各種のインターフェロンで精神神経症状が出現することが知られており，抑うつに注意しなければならない．危険因子としては，高用量，高齢，脳器質性疾患，精神疾患既往歴，薬物乱用歴，インターフェロン開始前の抑うつ，不眠傾向，疾患に対する不安の強さなどがある．インターフェロン投与開始から，1ヵ月以内に60%以上で抑うつ症状が現れるとの報告がある[1]．

不眠を引き起こす薬剤

不眠を引き起こす薬剤として，表6-2 が知られている．

カフェイン

大脳皮質を中心として中枢神経系を興奮させ，脳幹網様体の賦活系を刺激することで知覚が鋭敏となり精神機能が亢進し，眠気がなくなることが不眠につながる．

副腎皮質ステロイド

各種の副腎皮質ステロイドに精神神経症状が出現することが知られており，不眠に注意しなければならない．

表 6-2 　不眠を引き起こす薬剤

1. カフェイン
2. 副腎皮質ステロイド
3. 気管支拡張薬
4. 抗がん剤
5. 甲状腺ホルモン製剤
6. 降圧薬

気管支拡張薬

エフェドリン（塩酸エフェドリン），メチルエフェドリン（メチエフ）では中枢興奮作用があり不眠を生じる．また，その他のアドレナリンβ受容体刺激薬の多くで不眠が生じることが報告されている．

抗がん剤

抗がん剤を使用した場合，嘔気などの身体的副作用により睡眠が障害される．また精神神経系の副作用としての不眠も多くの抗がん剤で報告されている．

甲状腺ホルモン製剤

レボチロキシンナトリウム（チラーヂンS），リオチロニンナトリウム（チロナミン），乾燥甲状腺のすべての甲状腺ホルモン製剤で不眠が報告されている．

降圧薬

カルシウム拮抗薬（アムロジピン，ニフェジピンなど）で添付文書中に不眠の記載がある．β遮断薬（アテノロール，プロプラノロールなど），ARB（バルサルタンなど），ACE阻害薬（リシノプリルなど）．

幻覚・妄想を引き起こす薬剤

幻覚・妄想を引き起こす薬剤として，表6-3が知られている．

182 　薬剤が引き起こす精神症状

表 6-3　幻覚・妄想を引き起こす薬剤

1．ヒスタミンH_2受容体拮抗薬
2．抗結核薬
3．抗パーキンソン病薬
4．副腎皮質ステロイド
5．気管支拡張薬
6．循環器用薬
7．抗真菌薬
8．漢方製剤
9．抗生物質
10．インターフェロン

ヒスタミンH_2受容体拮抗薬

シメチジン（タガメット），ラニチジン（ザンタック）などで可逆性の錯乱状態，幻覚，ファモチジン（ガスター）で可逆性の錯乱状態，ニザチジン（アシノン）でせん妄の報告がある.

抗結核薬

イソニアジド（イスコチン）などでせん妄，幻覚，リファンピシン（リファジン），サイクロセリン（サイクロセリン）で錯乱，エタンブトール（エサンブトール）で幻覚の報告がある.

抗パーキンソン病薬

抗コリン作用をもつ抗パーキンソン病薬以外でもレボドパ含有製剤やアマンタジン（シンメトレル）で幻覚，妄想などがみられることがある.

副腎皮質ステロイド

各種の副腎皮質ステロイドに精神神経症状が出現することが知られており，幻覚やせん妄などに注意しなければならない.

気管支拡張薬

エフェドリン（塩酸エフェドリン），メチルエフェドリン（メチエフ）では中枢興奮作用があり神経過敏を生じる. また，その他のアドレナリンβ受容体刺激薬でも神経過敏が生じることが報告されている.

幻覚・妄想を引き起こす薬剤　　**183**

循環器用薬

アドレナリンβ受容体遮断薬で激越，錯乱，幻覚などの報告がある．ヒドララジン（アプレゾリン）で幻覚，リシノプリル（ロンゲス）で錯乱，クロニジン（カタプレス）で見当識障害などの報告がある．

抗真菌薬

フルシトシン（アンコチル）で幻覚，ホスフルコナゾール（プロジフ）で錯乱，見当識障害，錯覚感，イトラコナゾール（イトリゾール）で錯覚感，ボリコナゾール（ブイフェンド）で錯乱状態，幻覚，幻聴，幻視などの報告がある．

漢方製剤

麻黄にはエフェドリンが含まれていることから，中枢神経興奮作用があり，神経過敏を引き起こす可能性があるため注意が必要である．

抗生物質

ペニシリン系をはじめとした多くの抗生物質でけいれんなどの中枢神経症状が報告されており，副作用として精神症状を起こす可能性がある．第三世代セフェム系薬であるセフタジジム（モダシン），セフェピム（マキシピーム）では腎機能障害患者において意識障害，カルバペネム系薬のイミペネム・シラスタチンナトリウム（チエナム）で意識障害，幻覚，せん妄，アミノ配糖体系のゲンタマイシン（ゲンタシン）で幻覚，妄想，意識障害，マクロライド系のクラリスロマイシン（クラリス）で幻覚，見当識障害，意識障害，せん妄が報告されている．

インターフェロン

各種のインターフェロンで精神神経症状が出現することが知られており，意識障害，見当識障害，せん妄，錯乱，幻覚，妄想などが報告されており，十分注意しなければならない．

184 薬剤が引き起こす精神症状

表 6-4　認知症様症状を引き起こす薬剤

1. 抗コリン薬
2. 抗パーキンソン病薬
3. 脳循環・代謝改善薬
4. 消化器用薬
   - ヒスタミン H_2 受容体拮抗薬，スルピリド
5. 抗がん剤
   - テガフール，5-フルオロウラシル，メトトレキサート
6. 循環器用薬
   - ジギタリス，アドレナリン β 受容体遮断薬，レセルピン
7. 抗ヒスタミン薬
8. 抗ヘルペスウイルス薬
9. 副腎皮質ステロイド，NSAIDs，など

認知症様症状を引き起こす薬剤

　多くの薬剤が認知症様症状を引き起こすことが知られている（表 6-4）．身体疾患に使用される薬剤では消化器用薬や抗ヒスタミン薬に強い抗コリン作用をもつものも多く，注意が必要である．カルシウム拮抗作用をもつ脳循環・代謝改善薬や循環器用薬では，さまざまな精神症状や錐体外路症状がみられることもある．したがって，認知症患者では薬剤の影響による認知症症状の悪化に注意し，日常生活動作（ADL）の低下を起こさないような使用法が必要となる．集中力，注意力，記銘力，理解力などが徐々に低下し，さらに性格が変わったと家族に思われるような人格の変化が生じた場合は，まず服用している薬剤をチェックしてみることが必要である[2]．

抗コリン薬

　抗コリン作用による認知症様症状の発症は前述したとおりであるが，抗コリン作用により海馬におけるアセチルコリンの作用が阻害されることで，記銘力障害が生じる．抗コリン作用は多くの消化器用薬やヒスタミン H_2 受容体拮抗薬がもっており，これらの薬剤を使用する際には注意が必要である．

抗パーキンソン病薬

抗コリン作用をもつ抗パーキンソン病薬以外でもレボドパ含有製剤やアマンタジン（シンメトレル）で幻覚，妄想，不安，焦燥感，攻撃性の亢進などがみられることがある.

脳循環・代謝改善薬

カルシウム拮抗作用をもつ脳循環・代謝改善薬の多くで，せん妄，徘徊，不眠，眠気，ぼうとするなどの精神症状が報告されている.

消化器用薬

ヒスタミン H_2 受容体拮抗薬によるせん妄や意識障害は多く報告されているが，制酸薬であるアルミニウム製剤や止痢薬であるビスマス製剤によるアルミニウム脳症，ビスマス脳症も報告されている.

抗がん剤

抗がん剤による知覚障害，失語症などの報告がある.

循環器用薬

カルシウム拮抗薬，アドレナリン β 受容体遮断薬，ジギタリスなどによる認知症様症状の報告がある．アドレナリン β 受容体遮断薬であるプロプラノロール（インデラル）では不穏，疎通性低下，見当識障害，興奮などが，ジギタリスではジギタリスせん妄が有名である.

抗ヒスタミン薬

抗コリン薬と同様である.

抗ヘルペスウイルス薬

アシクロビル（ゾビラックス）によるせん妄，幻覚，見当識障害，幻覚，不穏状態などの報告がある.

副腎皮質ステロイド，NSAIDs

　副腎皮質ステロイドによる抑うつ，焦燥，易刺激性亢進，興奮幻覚などが，NSAIDs による離人感，抑うつ，錯乱，昏睡などが報告されている．

1）高木洲一郎：インターフェロン療法中の精神症状．精神医学 **37**：344-358，1995
2）上田慶二監修（日本薬剤師会編著）：高齢者ケア薬剤管理マニュアル：ADL と薬剤，薬事日報社，東京，1996

コラム ## 非定型抗精神病薬と糖尿病

　新規（非定型）抗精神病薬の登場により，抗精神病薬による薬原性錐体外路症状をはじめとした多くの副作用が軽減され，これまで効果があまり期待できなかった陰性症状への効果も期待できるようになった．その反面，これらの薬剤には新たに注意が必要な副作用があり，体重増加，肥満，血糖値の上昇などによる健康への影響が心配されている．

　この中で，現在とくに問題となっているのが糖尿病への影響である．クロルプロマジンなどのフェノチアジン系抗精神病薬や非定型抗精神病薬（オランザピン，クエチアピンなど）によりインスリンの分泌が抑制され，過血糖や尿糖を生じ，糖尿病を引き起こす可能性がある．また，急激な血糖値の上昇により，糖尿病性ケトアシドーシスによる死亡例も報告されている．しかし，統合失調症患者で糖尿病の罹患率が高いことは，クロルプロマジンの登場以前から指摘されている．統合失調症患者が糖尿病になりやすい因子をもっているのではないかとの指摘もあり，国内の平均糖尿病罹患率 7.9% を上回っていることも報告されている．非定型抗精神病薬，とくにオランザピン，クエチアピンでは，急激な血糖値の上昇が報告されており，糖尿病性ケトアシドーシスによる死亡例も報告されている．

　したがって，糖尿病，糖尿病の既往歴がある患者では，これらの薬剤は使用できない．しかし，問題となるのは，糖尿病ではない患者で血糖値の上昇を引き起こし，場合によっては糖尿病に罹患してしまうことである．非定型抗精神病薬服用患者における糖尿病との関連にはさまざま報告があるが，1ヵ月に1回の血糖値および血中脂質の測定が必要といわれている．もちろん，非定型抗精神病薬の服用により糖尿病となった患者に対して，経口血糖降下薬を使用しながら，薬物療法を継続することは基本的にはないが，一方で，非定型抗精神病薬の服用により精神症状が安定し，血糖コントロールが良好となり，糖尿病の管理がうまくいったという例もある．村下ら[1]は，659 例の非定型抗精神病薬投与患者のうち7例で糖尿病の発症を認め，薬剤別頻度は，オランザピン 4.5%，リスペリドン 0.4%，クエチアピン 0.6%，ペロスピロン 0% の割合であったと報告している．

1) 村下真理，久住一郎ほか：非定型抗精神病薬使用患者における糖尿病発症頻度の検討．臨精薬理 7：991-998，2004

Q & A

抗うつ薬に関するQ&A

Q1 うつ病の原因（きっかけ）は何ですか？

A 現在考えられている原因としては，遺伝的負因，脳内の神経伝達物質であるセロトニンとノルアドレナリン，ドパミンの活動低下，環境，ストレスの関与などがある．また，現在では否定的な意見であるが，病前性格（真面目で責任感が強く仕事熱心，几帳面で完璧にやり遂げないと気が済まない，他人の評価を気にして嫌といえない，など）も関与しているといわれている．

また，抑うつの原因となる基礎疾患として，パーキンソン病などの脳器質性疾患，甲状腺機能低下症などの症候性うつ病，高血圧症などの身体疾患に伴ううつ状態がある．

Q2 うつ病の精神症状とは？

A 気持ちが落ち込んでいる抑うつ状態に加え，興味や喜びの消失，注意の持続ができない，歪曲した考え方をもつ，希死念慮などの集中力・認知力の障害，あるいは自殺など衝動性のコントロール不良などがある．

具体的には，ゆううつ，気分が重い，気分が沈む，悲しい，不安，いらいら，元気がない，集中力がない，好きなこともやりたくない，細かいことが気になる，悪いことをしたように感じて自分を責める，物事を悪いほうへと考える，死にたくなる，眠れない，などがある．

Q3 うつ病の身体症状とは？

A うつ病の主な身体症状としては，睡眠障害，食欲不振，疲労・倦怠感，頭重・頭痛，首筋や肩のこり，背中や胸の痛み，関節の痛み，性欲減退，便秘・下痢，呼吸困難，口渇，体重減少，頻尿，月経異常，心悸亢進などがある．このような症状の場合ははじめから精神科を受診する割合は低いといわれ，内科外来受診患者の5～15％はうつ病ともいわれている．

Q4 仮面うつ病とは何ですか？

A 心気的身体症状が前景となり，抑うつ気分や制止などの精神症状が覆い隠されたうつ病で，うつ病でありながら抑うつがなく，うつ病の身体症状のマスク（仮面）を被ったうつ病といわれている．内科（食欲不振，疲労・倦怠感，頭重・頭痛，体重減少など）や婦人科（手足の冷感など），その他の診療科（疼痛など）を受診することが多く，身体疾患として誤診されてしまうこともある．

Q5 うつ病・うつ状態にも種類があるのですか？

A 現在うつ病・うつ状態は，DSM-5やICD-11により，双極性障害のうつ病エピソード，大うつ病性障害に分類されている．従来は，原因により内因性うつ病，反応性うつ病，心因性うつ病，身体因性うつ病などに分類され，病前性格，発病前状況，病像，治療への反応，経過などを考慮した分類なども行われていた．
　内因性うつ病は，遺伝的負因や素質，身体的要因が原因といわれているが，現在も本来の原因は明らかではない．反応性うつ病は，死別や離別による悲哀体験や失望が原因であり，症状は内因性うつ病と区別は困難であるが，原因となった体験が消失すると改善するといわれている．なお，内因性うつ病についてはさまざまな誘因により発病することから，反応性うつ病との区別は現在あまり行われない．

抗うつ薬に関するQ&A

Q6 抗うつ薬の有効率はどの程度ですか？

A 三環系抗うつ薬のうつ病に対する改善率は 70〜80％ といわれている．また，SSRI，SNRI も効果は三環系抗うつ薬と同等であるといわれているが，国内における RCT（二重盲検的無作為化比較試験）による有効性の結果は以下のとおりである．

国内におけるうつ病・うつ状態に対する抗うつ薬の有効性

順　位	薬剤名	有効率（％）
1	クロミプラミン	66
2	アモキサピン	62
3	ドキセピン	60
4	マプロチリン	58
5	イミプラミン	56.12
6	スルピリド	56.07
7	フルボキサミン	55
8	セチプチリン	54.3
9	ジメタクリン	53.8
10	ドスレピン	53.1
11	ミルナシプラン	52
12	トラゾドン	51
13	セルトラリン	50.3
14	ミアンセリン	50.1
15	パロキセチン	49.3
16	アミトリプチリン	49.2
18	ロフェプラミン	41

［稲田俊也：向精神薬：わが国における 20 世紀のエビデンス，星和書店，p101-105，2000 より引用］

Q7 薬を渡すときの注意点は？

A 抗うつ薬では効果よりも先に副作用が前景に出てしまうことが多いため，副作用に関する説明を十分に行う必要がある．副作用により服用を中断してしまうと，病状が遷延化してしまったり，離脱症状が出現する可能性があり，自己判断で服用を中断しないように注意しておくことも必要である．

また重要な注意として，三環系抗うつ薬は大量服用すると死亡することがあるため，1度にまとめて服用しないように注意を行う必要がある．三環系抗うつ薬が処方された場合には，家族に対しても同様の注意を行い，患者と一緒に薬剤を管理してもらう必要がある．

Q8 副作用が出たときはどうしたらよいのでしょうか？

A 三環系抗うつ薬による心循環系への副作用が出た場合には，ただちに減量・中止を検討する．消化器症状や不眠，焦燥感などに関しては様子をみながら，可能であれば服用を継続する．また，急激な服用の中断によりさまざまな離脱症状が出る可能性があるため，減量・中止は徐々に行う．

Q9 飲み忘れた場合には？

A 飲み忘れた場合には，基本的にはすぐに忘れた分を服用する．薬剤の血中濃度半減期にもよるが，1日3回服用する薬剤では次回服用までに4時間程度，1日2回服用する薬剤では5時間程度，1日1回服用する薬剤では8時間以上間隔を空ける．寝る前に服用する薬剤では翌朝には服用せず，次回分より通常の服用を行う．また，1度に2回分をまとめて服用しないように注意する．

抗うつ薬に関するQ&A　**193**

Q10 どのくらい服用すればよくなりますか？

A 睡眠や食欲の障害は1〜2週間くらいで改善，十分な抗うつ効果を得るには3〜4週間かかる．アモキサピンや四環系抗うつ薬，SNRI，NaSSAは効果の発現が他の抗うつ薬よりもやや早いといわれている．おおむね服薬は6ヵ月以上を想定して治療を開始する．その後は個人差もあるが，3〜6ヵ月に1度，症状を考慮しながら薬物療法の継続あるいは減量・中止について検討を行う．初発のうつ病エピソードでは症状が改善すれば服用の中止を検討するが，再発した場合には，症状が改善した後も必要最小限の服用を継続することが勧められている．

Q11 続けて飲んでも大丈夫ですか？

A 抗うつ薬には長期連用による依存性はないが，抗コリン作用の強い薬剤では抗コリン作用に対する依存の可能性があり，注意が必要である．また，三環系抗うつ薬を服用する場合は，定期的に心電図検査を受ける必要がある．SSRIやSNRIでは心毒性が少なく他の自律神経系副作用も少ないため，安全性が高いといわれており，長期にわたる服用継続への安全性は高いと考えられる．ただし，エスシタプラムはQT延長を起こすことがあり，注意が必要である．

Q12 治っても飲み続けなければなりませんか？

A うつ病は再発の可能性が高く，慢性化する病気であることも確かである．約70％が寛解状態となるが，約30％は慢性化し，全体の約10％が治療抵抗性となるといわれている．また，1回のうつ病エピソードが寛解状態となってもその約80％が再発を繰り返すといわれ，薬物療法の継続が重要となる．

初発のうつ病エピソードでは症状が改善すれば服用の中止を検討するが，再発した場合には，症状が改善した後も必要最小限の服用を継続することが勧められている．

Q13 うつ病は遺伝しますか？

A 躁うつ病の発病危険度は一般人口で約1％，患者の子供で約9％といわれている．近い家系に躁うつ病患者がいる場合，一般人よりも単極性うつ病になる可能性は高いといわれており，大うつ病も遺伝するといわれている．しかし，DSM-IVによる大うつ病の生涯有病率は女性で10～25％，男性で5～12％とされており，遺伝する可能性は否定できないが，発症頻度は高いとはいえない．

Q14 うつ病の患者さんに接するときの注意点と基本的な心得は？

A 患者の訴えをよく聴くこと，患者の立場を支えること，病気に対する不安や恐怖を和らげ安心や自信を保証することは，うつ病患者に対する基本的な接し方であり，励ましたり，気休めな態度は患者にとって有益ではないことを理解しておくことが必要である．病気に対して患者自身が正確な認識をもっていない場合も多く，病気が治らないのは自分が悪いなどと考えて自責的になっていることもある．患者と接する際には，うつ病は病気であること，薬物療法により治療が可能なこと，無理をしないことなどを伝える必要がある．

抗うつ薬に関するQ＆A

Q15 どのように声をかければよいのでしょうか？

A とくに注意する声のかけ方はない．ただし，本人が話す気分でなかったり，疲れているときなどは無理に話しかけることは控えることが必要である．

Q16 服薬指導時に役立つ言葉，言ってはいけない言葉は？

A 無理をせずに休むことが必要であることを伝える．「何も考えずにゆっくり休みましょう」という言葉で，患者の表情がやわらかくなることもある．また，「頑張ってください」という突き放した励ましの言葉はよくないが，患者の苦しさを共有する「一緒に頑張りましょう」「私がついています」という共感的・支持的な言葉はよいといわれている．

Q17 自殺に対するサインにはどのようなものが ありますか？

A 率直に自殺念慮について尋ね，治療中は自殺しないことを約束してもらい，治療を継続するようにすることが重要である．以下は自殺のサインの一例である．こうしたサインに注意しておくことも必要である．

自殺のサイン

いつもと違う行動がみられるようになる

- 急にパチンコやギャンブルにのめり込む
- 真面目な人が無断欠勤などをする
- 部屋にひきこもる，口数が極端に減る
- 周囲への関心がなくなる，新聞やテレビをみなくなる
- 食事がおいしくない，食欲が減る
- 深酒が増える，逆にお酒がまずいという
- 性生活が急になくなる
- 身だしなみに気を遣わなくなる
- 一人でいるのを寂しがるようになる
- 急に昔の思い出話を出したりする
- すこしのことで不機嫌になって怒りっぽくなる
- 周囲の音に敏感になる
- 交通事故や軽微なけがが頻繁に起こる
- 薬を溜め込む
- 包丁や紐を探したり隠し持つ
- 自殺する場所を下見に行く
- 手紙や写真の整理をしたりする
- 大切なものを人にあげたり，整理する
- 急に昔の級友や遠くに住む家族の消息を気にする

話す言葉が変わってくるようになる

- 口癖のような訴え
   「死にたい，死にたい」
- 状況にそぐわない感謝
   「お世話になりました」
- 自分を責めるような訴え
   「生きていても迷惑をかけるばかりだ」
- 必要以上に身体にこだわる
   「もう治らない病気なんだ」
- 貧困になるいうと思い込み
   「家族みんなが路頭に迷う」
- 厭世的，絶望的な訴え
   「将来に希望が持てない」
   「生きている意味がない」

体調の不良がみられるようになる

- じっとしておれず焦りが強い
- 痛みや苦痛を強く訴える
- 頭が重い，ひどい肩こり
- 便秘になる，よく下痢をする
- 寝つきが悪い，何度も目が覚める，朝早くから目が覚める
- 疲労感が強く，とくに朝に体調が悪い

[大阪精神科診療所協会：きみ，死にたもうことなかれ：身近な人を自殺で失わないために，2000 より引用]

抗うつ薬に関するQ＆A **197**

Q18 患者さんの家族には，どのようなことを話して あげればよいのでしょうか？

A 患者自身は怠け者ではなく，病気であることを理解してもらうことが必要である．無理をせずに休ませる，無理に何かさせようとしない，励まさないなどが基本的な注意事項となる．患者の状態に共感し，支えてあげることが重要となる．

病識がなく興奮・焦燥感が強く，自殺の可能性がある場合などには家族も無理をせず，入院での治療を勧める．

Q19 うつ病の治療をすると，逆に躁状態になることも ありますか？

A 双極性障害では抗うつ薬による治療の過程で躁転することもある．躁転する場合には気分安定薬を中心とした治療を行う．また，非定型うつ病や双極性障害の可能性について診断を再検討する必要がある．

気分安定薬に関する Q & A

Q20 てんかんではないのに抗てんかん薬を処方されました．なぜですか？

A 抗てんかん薬の中には気分安定薬として使用されているものが多くある．気分障害のうち双極性障害の治療では第一選択薬となる（気分安定薬の章，p.66 を参照）．

Q21 リチウム中毒とは何ですか？

A 炭酸リチウムは血中濃度の治療域が狭く，0.5〜1.5 mEq/L が治療域といわれており（服用 12 時間後の測定），この濃度を超えると中毒症状が出やすくなる．したがって，定期的に血中濃度をモニターしながら使用する薬剤である．血中濃度のモニター以外にも，リチウム中毒の初期症状（食欲低下，嘔気・嘔吐，下痢，傾眠，振戦など）について注意が必要である（気分安定薬の章，p.73 を参照）．

Q22 仕事で車を運転します．気分安定薬を服用しても大丈夫ですか？

A カルバマゼピン，バルプロ酸などにおいては鎮静作用が注意機能，精神運動機能に影響を与えることが少なからず認められる．炭酸リチウムでは患者を対象とした研究において視覚運動課題の成績が低下したとの報告や，注意・視覚運動・記憶機能は未治療群，健常者との間で有意差はなかったとの報告もあり，一定した見解は得られていない．

したがって，気分安定薬服用中は自動車の運転は控えるようにすることが望ましい．

抗不安薬・睡眠薬に関する Q & A

Q23 抗不安薬がクロチアゼパムからエチゾラムに変更になりましたが，どのように違うのでしょうか？

A 両剤とも作用時間の短い薬剤だが，クロチアゼパムは抗不安作用が弱いのに対し，エチゾラムは抗不安作用の強い薬剤である．このことから，より抗不安作用の強い薬剤に変更されたと考えることができる．また，力価ではクロチアゼパム 10 mg とエチゾラム 1.5 mg が等価であることから，もしクロチアゼパム 10 mg からエチゾラム 1.5 mg に変更となったのであれば，効果的にはそれほど変化はないと考えるのが妥当である．

Q24 肩こりで受診したのに抗不安薬（エチゾラム）が処方されましたが？

A エチゾラムはベンゾジアゼピン系抗不安薬の中でも筋弛緩作用が強い薬剤であり，適応症に頸椎症，腰痛症，筋収縮性頭痛における不安，緊張，抑うつおよび筋緊張があるため，肩こりで処方されることがある．

Q25 眠くならない抗不安薬はありますか？

A 抗不安薬の作用は大きく分けて，①抗不安作用，②催眠作用，③筋弛緩作用，④抗けいれん作用，の 4 つに分けることができる．このうち，「催眠作用が弱いあるいはない抗不安薬」が「眠くならない抗不安薬」と考えると，ベンゾジアゼピン系抗不安薬は眠気を伴うため不適切となる．アザピロン誘導体であるタンドスピロンは眠気がほとんどない抗不安薬であり，アドレナリンβ受容体遮断薬も眠気は出ないと考えられる．

200 Q&A

Q26 抗不安薬・睡眠薬を服用しています．車を運転しても よいでしょうか？

A 向精神薬の添付文書には必ず「眠気，注意力・集中力・反射運動能力などの低下が起こることがあるので，投与中の患者には自動車の運転などの危険を伴う機械の操作に従事させないよう注意する」と記載されている．また，道路交通法第66条「過労運転等の禁止」の項目に「過労，病気，薬物の影響，その他の理由により，正常な運転ができないおそれがある状態では車両などを運転してはならない」と規定されている．アルコールはいわば合法的な薬物であるが，飲酒運転は厳重に禁止されている．向精神薬はアルコールと同様に中枢神経系に大きな影響を与えることから，その服用中には自動車の運転に関して十分な検討が必要である．

現在，自動車の運転は日常的であり，精神科を受診し向精神薬を服用していながら，職業としてその運転をしなければならない患者も多い．日本国内では薬剤の影響による年間事故件数は飲酒運転に比べると非常に少ないとされているが，カナダで行われたスクリーニングテストの結果では，事故を起こした運転者より検出された薬剤で最も多かったのはマリファナ13.9％，次いでベンゾジアゼピン系薬12.4％の順であったことが報告されている[3]．また，死亡事故の相対確率はベンゾジアゼピン系薬服用者で5.2倍であったとの報告もある[4]（コラム 抗不安薬と自動車の運転，p.116とコラム 睡眠薬と自動車の運転，p.144を参照）．

Q27 睡眠薬はなるべく飲まないほうがよいのでしょうか？

A 睡眠薬を服用しないで眠れるのであれば，それに越したことはないが，不眠のために日中に強い眠気が生じ，生活に影響がでるようであれば，できるだけ短期間使用して睡眠・覚醒のリズムを調整する．重要なことは，眠れるようになったら，また，睡眠・覚醒のリズムが整ったら，睡眠薬は減量・中止することである．

抗不安薬・睡眠薬に関するＱ＆Ａ　**201**

Q28 睡眠薬の代わりにアルコールを飲んでもよいでしょうか？

A アルコールで寝つきは改善するが，睡眠薬代わりにアルコールを飲んで寝ると，かえって深睡眠が減ってしまい，利尿作用による尿意や口渇により睡眠が中断されてしまうことがある．また，アルコールは次第に量が増えてしまい依存になってしまう危険性もあるため，睡眠薬代わりに使用するべきではない．

Q29 睡眠薬とアルコールを一緒に飲んでもよいでしょうか？

A 睡眠薬とアルコールを一緒に飲むとお互いに作用が増強され作用が強くなってしまい，ふらつきやもうろう状態，前向性健忘症などが生じ，また，場合によっては呼吸が麻痺して危険な状態になることがある．大量のベンゾジアゼピン系薬をアルコールで服用し呼吸麻痺で死亡した例も報告されている．アルコールはその摂取量，摂取期間，肝障害の有無になどより，薬物代謝にさまざまな影響を及ぼす．少量では薬物吸収を促進し，大量では遅延させる．急性飲酒では肝臓での代謝酵素が抑制され[5]，ベンゾジアゼピン系薬の血中濃度は上昇し，慢性飲酒では逆に血中濃度は低下するといわれている[6]．

Q30 睡眠時間は何時間とるのがよいのですか？

A 適切な睡眠時間には個人差があるため，何時間がよいという答えはないが，正常な睡眠時間は6時間30分以上といわれている．成人の場合は，7時間が睡眠充足の目安となり，6時間を下回ると睡眠不足と感じるともいわれている．しかし，長い睡眠時間があっても不眠を訴える場合もあり，睡眠は時間と質の問題であると考えられる．また，睡眠時間は8時間が適切であるといわれるが，8時間よりも長い人も短い人もおり，加齢により睡眠時間は短くなるといわれている．昼寝についても若年者では20分以内，高齢者では30分以内が適切であるといわれている．

Q31 夜中に目が覚めたとき睡眠薬を追加して飲んでもよいですか？

A 睡眠薬を追加すると，翌日に持ち越し効果が出現し，日中の眠気やふらつきが生じる可能性があるため，原則として午前2時以降は追加しないほうがよい．やむを得ず加する場合でも作用時間の短い薬剤，できれば筋弛緩作用の少ない薬剤を選択することが必要である．

Q32 睡眠薬の副作用で「ふらつき」が生じるのはどうしてですか？

A ベンゾジアゼピン系睡眠薬には，催眠作用以外に筋弛緩作用があり，ふらつきが生じることがある．また，作用時間が長い薬剤では日中も作用が持続しており，ふらつきの原因となる．

Q33 睡眠薬で幻覚・妄想が起こることはありますか？

A 睡眠薬の使用によりまれにではあるが，かえって不安や緊張が高まり，興奮や攻撃性の増強や錯乱状態になることがある．これは奇異反応と呼ばれ，高用量を使用した場合，アルコールとの併用，とくに超短時間作用型のベンゾジアゼピン系薬との併用により生じるといわれている．また，ベンゾジアゼピン系薬の離脱症状として幻覚や妄想が生じることも知られている．

Q34 睡眠薬を飲み続けても大丈夫ですか？

A ベンゾジアゼピン系や非ベンゾジアゼピン系の睡眠薬は，適切な用量・用法を守って使用すれば基本的には安全性の高い薬剤であるといわれているが，常用量依存も報告されており，連用により耐性（同じ用量では効果が出にくくなる）や依存が生じることもあり，不眠が改善したら，減量・中止を考慮するべきである．しかし，突然中止すると離脱症状が出現し，ますます減量・中止が困難となってしまうため，徐々に減量していく必要がある．

抗不安薬・睡眠薬に関するQ&A

Q35 睡眠薬と市販の薬（グッスミン，ドリエル）はどう違うのですか？

A 通常，医療分野で睡眠薬とはベンゾジアゼピン系，非ベンゾジアゼピン系，バルビツール酸系，非バルビツール酸系の薬剤を使うが，これ以外に催眠作用を有する薬剤は数多くあり，抗ヒスタミン薬が睡眠薬として使用されることもある．市販の薬はこの抗ヒスタミン薬を使用している．抗ヒスタミン薬は通常，花粉症などのアレルギー性疾患の治療に使用されているが，その際に眠気が強く出る経験をする患者は多い．ヒスタミン作動性神経は覚醒と関連しており，このヒスタミン神経を抗ヒスタミン薬で遮断することで眠気を生じる．ドリエルは抗ヒスタミン薬であるジフェンヒドラミンである．またグッスミンは白桃果汁，トマト酢，GABAなどの配合剤であり清涼飲料水である．トマト酢＋GABAでリラックスすることができるという．GABAは脳の興奮を鎮める作用があり，ベンゾジアゼピン系薬はこのGABAの働きを増強する作用がある．

Q36 緑内障の患者にベンゾジアゼピン系薬は禁忌となっていますが，どの薬剤を使用すればよいのでしょうか？

A 緑内障は開放隅角緑内障と閉塞隅角緑内障に大きく分けられる．薬剤の投与で問題となるのは，隅角が狭く散瞳により眼圧が上昇しやすい閉塞隅角緑内障である．眼圧の上昇は，毛様筋の弛緩により房水流出抵抗が増大し，眼圧を上昇させると考えられている．ベンゾジアゼピン系薬は急性狭隅角緑内障（閉塞隅角緑内障）では禁忌となっているが，これはベンゾジアゼピン系薬が持つ抗コリン作用によるものである．しかし，この抗コリン作用はきわめて弱く，これまでに臨床上，開放隅角緑内障が悪化したという報告はなく，開放性の緑内障では使用可能である．

エスタゾラムは添付文書上緑内障に対する禁忌の記載はなく，緑内障全般に使用可能である．

抗精神病薬に関する Q & A

Q37 抗精神病薬の有効率はどの程度ですか？

A 統合失調症患者に対する抗精神病薬の有効率は，薬物療法を中断した場合，70〜80％の患者で治療から1年以内に症状が再発し，薬を継続的に服用すれば，再発率は約30％に下がり，多くの場合，重症度が大幅に軽減する．また，長期の予後を検討すると，治癒に至ったり軽度の障害を残すのみなど良好な予後の場合が50〜60％で，重度の障害を残す場合は10〜20％であるとされている．しかし，抗精神病薬のみの治療では再発を予防することはむずかしく，社会技能訓練（SST）や家族療法といった社会心理教育を併用することで再発の予防効果は向上する．

Q38 副作用が出たときはどうしたらよいのでしょうか？

A 抗精神病薬の副作用として多いのは，錐体外路症状，過鎮静，認知機能障害，便秘，口渇などである．副作用の原因となっている薬剤の減量・中止および他の抗精神病薬への変更が重要であるが，急激な減量や中止は離脱症状を引き起こす可能性があり，時間をかけてゆっくり変更していくことが必要である．錐体外路症状に対しては，抗パーキンソン病薬が用いられることがある．抗コリン作用により抗精神病薬の効果を減弱させるが，中枢性には認知機能を低下させるだけではなく，急激な中断により精神症状の悪化や悪性症候群を引き起こす可能性もあり十分注意する必要がある．また，過鎮静，便秘，口渇などはQOLを著しく傷害する．

Q39 続けて飲んでも大丈夫ですか？

A 統合失調症患者に使用する場合，服薬の継続が再発のリスクに対する最も有効な手段である．ただし，身体的な副作用も多くみられるため，心電図検査や血液検査など身体のモニターをしっかりとしていくことが重要である．抗精神病薬はさまざまな脳内神経伝達物質に親和性をもち，その効果を発現するが，同時にさまざまな身体的副作用も生じる可能性がある．心疾患，パーキンソン病，肝機能障害，尿閉，麻痺性イレウス，けいれん性疾患などがある患者では，病態が悪化する可能性があるため注意が必要である．第2世代薬は第1世代薬に比べ，副作用は少ないといわれているが，体重増加や血糖値の上昇など特徴的な副作用もみられる．したがって，抗精神病薬はさまざまな身体症状に注意して可能な限り単剤・低用量で使用することが重要である．

Q40 抗精神病薬を服用しています．車を運転しても大丈夫ですか？

A 統合失調症患者の交通事故率は約2倍であると報告されている．大部分の統合失調症患者では，健常対照者に比べて，運転能力に関連した認知機能の有意な障害が認められている．しかし，統合失調症患者に対する運転免許の交付は，自動車などの安全な運転に必要な認知などに係る能力を欠くことになる恐れがある症状を呈しない場合には，法的に認められている．

抗精神病薬による認知機能障害に関する文献考察では，30篇の論文のうち，認知機能の改善を報告するもの14篇，変化なし10篇，障害を生じるとした報告6篇であり，障害を報告した6篇のうち3篇では，高用量のクロルプロマジンの急性投与期には有害効果を生じるが，慢性投与期には耐性が生じ，注意・認知機能への影響は消失するというものであった．しかし，運動機能については残存することがあり，鎮静作用の強いフェノチアジン系薬剤ほど精神運動機能，持続的注意への抑制作用が強く認められる．しかし，より高次の認知機能は比較的影響を受けないといわれている[7]．また，第2世代薬を服用している患者は，第1世代薬を服用している患者よりも障害が少ないことが示されている．

Q41 抗精神病薬はどのような病気（状態）に使用されますか？

A 抗精神病薬は主に統合失調症の治療に使用されるが，第1世代薬の時代から躁病や神経症性障害，うつ病における不安・緊張，小児の自閉性障害，精神遅滞に伴う症状などに適応があり使用されてきた．この数年間の間に第2世代薬に関しても統合失調症以外の適応が追加され，双極性障害における躁症状およびうつ症状の改善，治療抵抗性うつ病患者に対する増強療法，小児期の自閉スペクトラム症に伴う易刺激性などに適応が拡大され，精神科以外の診療科において，統合失調症以外の疾患での使用が増加している．しかし，抗精神病薬は副作用が多彩であり，十分注意して使用することが重要である．とくに双極性障害やうつ病，小児で使用する場合には症状をよく検討し低用量で慎重に使用することが求められる．

抗精神病薬に関するQ&A

その他のQ&A

Q42 向精神薬の習慣性について教えてください

A 基本的に，向精神薬のうち抗精神病薬，抗うつ薬，気分安定薬は習慣性はないと考えられている．しかし，強力な抗コリン作用をもつ薬剤では，抗コリン作用に対する依存が生じる可能性がある．ベンゾジアゼピン系薬は，常用量の反復投与で精神依存，身体依存が生じ，耐性や薬物間の交叉耐性を生じるといわれている．また，ベンゾジアゼピン系よりもバルビツール酸系で依存が生じやすい．睡眠薬による常用量依存は十分注意する必要がある．

Q43 向精神薬で呆けてしまうことはありませんか？

A ベンゾジアゼピン系薬による前向性健忘症が"呆け"と勘違いされ，睡眠薬を服用していると呆けてしまうという風評が広まったことがあり，ベンゾジアゼピン系薬により呆けるという誤解につながったようである．しかし，アルコール性の認知症もあり，長期にわたる使用には十分注意が必要である．また，強力な抗コリン作用をもつ薬剤（フェノチアジン系抗精神病薬の一部や三環系抗うつ薬）では認知機能障害が生じ，認知症様症状を呈することがあるため注意が必要である．

Q44 性格が変わってしまうことはありませんか？

A 向精神薬の服用で性格が変わってしまうということはない．ただし，ベンゾジアゼピン系薬やバルビツール酸系薬を服用中に生じる脱抑制により，いらいら感の増強や怒りっぽくなることなどがあり，性格が変わったと誤解される場合がある．また，認知機能障害により了解が悪くなったりすることはあるので注意が必要である．

Q45 いろいろな薬を一緒に飲んでも大丈夫ですか？

A 相互作用の問題もあり，できるだけ服用する薬剤の種類は少ないほうがよい（各薬剤の相互作用の項を参照）．

Q46 向精神薬を牛乳やお茶，ジュースと一緒に飲んでもよいでしょうか？

A 向精神薬は200〜300 mL の水または湯冷ましで服用するのが原則である．グレープフルーツジュースとの相互作用についてジアゼパム，トリアゾラム，カルバマゼピン，ゾニサミドなどが知られており，血中濃度が上昇し作用が増強される．向精神薬で牛乳の影響を受ける薬剤の報告はないが，急激な吸収上昇を抑えるために脂肪が必要な薬剤として，抗パーキンソン病薬であるブロモクリプチン，ペルゴリドなどが知られている．

お茶やコーヒー（カフェイン）は睡眠薬の作用を減弱してしまう．カフェインはコーヒーや紅茶のみではなく，ココア，日本茶，チョコレート，清涼飲料水などにも含まれているので注意が必要である．

Q47 向精神薬をアルコールと一緒に飲んでもよいでしょうか？

A 睡眠薬との相互作用は，Q29．睡眠薬とアルコールを一緒に飲んでもよいでしょうか？ p.202 を参照．

また，アルコールの急性摂取はアミトリプチリン，イミプラミン，トラゾドン，ミアンセリンの鎮静作用を増強し，ふらつきや抗コリン活性の上昇によると考えられる記銘力障害も増強されたという報告がある．フルボキサミンはアルコールの作用を増強させるとの報告がある．また，慢性摂取では多くの向精神薬の代謝を促進し，薬理作用を減弱させると考えられる．

抗コリン作用や抗ヒスタミン作用をもつ薬剤は，アルコールの作用を増強させる可能性がある．

その他のQ＆A **209**

Q48 風邪（インフルエンザを除く）をひいて抗生物質を投与されています．併用しても大丈夫でしょうか？

A ベンゾジアゼピン系薬はエリスロマイシンなどのマクロライド系抗生物質との併用で血中濃度が上昇することが判明している．トリアゾラムやアルプラゾラムの血中濃度はエリスロマイシンとの併用で上昇し，作用が増強される．ゾピクロンはエリスロマイシンとの併用で作用が増強し，ゾピクロンとクアゼパムはリファンピシンとの併用で作用が減弱する．また，気分安定薬であるバルプロ酸，カルバマゼピンもエリスロマイシンなどのマクロライド系抗生物質との併用で血中濃度が上昇し作用が増強される．また，バルプロ酸はカルバペネム系抗生物質との併用で血中濃度が低下するため併用は禁忌となっている．パロキセチンはリファンピシンとの併用で作用が減弱する．三環系および四環系抗うつ薬はスルファメトキサゾール・トリメトプリムとの併用で作用が減弱することなどが知られており，注意が必要である．

Q49 更年期障害でも向精神薬を使うのでしょうか？

A 更年期障害に伴うさまざまな精神症状に抗不安薬や睡眠薬を使用することがある．更年期はうつ病の好発年齢でもあり，うつ病に対しては積極的な治療が必要である．また，パニック障害などの神経症もみられる．自律神経失調型にはロラゼパム，アルプラゾラム，またはタンドスピロンが，不眠に対してはエチゾラム，ゾルピデムなどが使用される．抑うつやうつ病に対しては，SSRI，SNRI，NaSSA が使用され，効果が不十分な場合にはアモキサピンなどが使用される．

Q50 薬を飲み忘れた場合はどうしたらよいでしょうか？

A 抗不安薬，抗うつ薬，気分安定薬は飲み忘れに気がついた時点で服用し，次回の服用が近ければ次回分を服用せず，以降通常の服用に戻る．1回に2回分を服用してはならない．飲み忘れて寝てしまった場合，気がついた時間が0時前であれば，短時間作用型の睡眠薬の場合は服用してもよいが，長時間作用型では翌日の日中に影響を残してしまうため控えたほうがよい．

Q51 薬を飲んですぐに横になっても大丈夫でしょうか？

A 向精神薬は薬剤をきちんと飲み込むことができていれば，とくに問題はない．

Q52 向精神薬を服用していても献血はできるでしょうか？

A 日本赤十字社のホームページによれば，献血当日に服用していなければ献血してよいとされているのは，抗不安薬，睡眠薬であるが，長時間作用型の薬剤については注意が必要である．血中半減期が6時間程度の薬であれば，12時間後の血中濃度ではほとんど薬理作用は示さないと考えられる．また，輸血によって希釈されることを考慮すれば当日服用していない場合には献血できる．しかし，抗不安薬，睡眠薬を除く向精神薬では，服用中止から3日間は献血できないとされている．また，抗てんかん薬を服用している場合，服用を中止することができないため，献血はできない．ただし，抗ヒスタミン薬は当日服用していても献血できる．向精神薬を連用している場合，献血の3日前に服用を中止していなければ献血はしないほうがよいということになる．

その他のQ&A

Q53 タバコを吸っていますが，向精神薬の効果に影響はないでしょうか？

A ニコチンの作用により抗精神病薬の代謝や排泄が増加するとの報告があり，作用を減弱させる可能性がある．抗精神病薬であるオランザピンやクロザピンでは喫煙により血中濃度が低下することが添付文書上に記載されている．これは喫煙によりチトクローム（CYP）1A2の誘導が起こりオランザピンやクロザピンの血中濃度が低下するためであり，三環系抗うつ薬やSSRIでは主にCYP2D6やCYP3A4で代謝を受けることから喫煙による影響はないと考えられるが，アミトリプチリン，イミプラミン，クロルプロマジン，ノルトリプチリンでは喫煙により抗うつ効果が減弱する．

1) 稲田俊也：向精神薬：わが国における20世紀のエビデンス，星和書店，東京，p101-105，2000
2) 大阪精神科診療所協会：きみ，死にたもうことなかれ：身近な人を自殺で失わないために，2000
3) Stoduto G, Vingilis E, et al：Alcohol and drug use among motor vehicle collision victims admitted to a regional trauma unit：demographic, injury, and crash characteristics. Accid Anal Prev **25**：411-420, 1993
4) Skegg DC, Richards SM, et al：Minor tranquillizers and road accidents. Br Med J **1**：917-919, 1979
5) Sellers EM, Naranjo CA, et al：Intravenous diazepam and ethanol interaction. Clin Pharmacol ther **28**：638-645, 1980
6) Ohnhaus EE, Park BK, et al：The effect of enzyme induction on diazepam metabolism in man. Br J Clin Pharmacol **8**：557-563, 1979
7) 鈴木牧彦，石郷岡 純：向精神薬による認知機能障害．臨床精神薬理 **1**：1161-1170，1998

索　引

欧文

BDNF（脳神経由来栄養因子）　7

DPP-4 阻害薬　47

DSM-5　27, 162

DSS（ドパミン受容体部分作動薬）
159

Fast dissociation hypothesis　156

GABA　43

HAM-D　27

ICD-11　27, 162

MAO 阻害薬　36, 52

MARTA（多元受容体作用抗精神病薬）
156

NaSSA（ノルアドレナリン作動性・特
異的セロトニン作動性抗うつ薬）
9, 11, 26, 41

QT 延長　36

SARI　41

SDA（セロトニン・ドパミン遮断薬）
151

SDAM（セロトニン-ドパミン・アク
ティビティ・モジュレーター）　161

SDS　27

SGLT2 阻害薬　47

SNRI（セロトニン・ノルアドレナリン
再取り込み阻害薬）　9, 23, 41

SSRI（選択的セロトニン再取り込み阻

害薬）　9, 18, 41

TMAP　163

和文

あ

悪性症候群　37

アザピロン誘導体　97

アセチルコリン　148

アドレナリンβ受容体遮断薬　47

アルキル化薬　54

αグルコシダーゼ阻害薬　47

い・え・お

依存　106

インスリン製剤　46

ACE 阻害薬　48

オレキシン受容体拮抗薬　128

か

過換気症候群　103

過敏性腸症候群　103

カルシウム拮抗薬　47

カルバマゼピン　80

き

気管支喘息　103

狭心症　103

強迫性障害　102

く・こ

クロナゼパム　81
抗凝固薬　50
抗血小板薬　50
抗コリン薬　53
抗精神病薬　148
抗躁薬　67
抗てんかん薬　68

さ

催奇形性　60
三環系抗うつ薬　12, 39
三酸化ヒ素（亜ヒ酸）　55

し

社会不安障害　102
授乳婦　60
神経症性障害　98
心血管系副作用　37
心身症　98

す・せ・そ

睡眠薬　120
スルホニルウレア系薬　46
セロトニン　148
　―の働き　6
セロトニン-ドパミン・アクティビティ・
　モジュレーター（SDAM）　161
セロトニン・ドパミン遮断薬（SDA）
　151
セロトニン・ノルアドレナリン再取り
　込み阻害薬（SNRI）　9, 23, 41

セロトニン症候群　38
選択的セロトニン再取り込み阻害薬
　（SSRI）　9, 18, 41
セントジョーンズ・ワート　43
全般性不安障害　100
双極性障害　70

た

第1世代（定型）抗精神病薬　149
第2世代（非定型）抗精神病薬
　35, 151
多元受容体作用抗精神病薬（MARTA）
　156
炭酸リチウム　42, 81
タンドスピロン　35

て・と

電気けいれん療法（ECT）　28
統合失調症　161
　―薬物治療アルゴリズム　164
ドパミン　148
ドパミン受容体作動薬　52
ドパミン受容体部分作動薬（DSS）
　159
ドパミン遊離促進薬　50, 53
トリアゾロピリジン系抗うつ薬　17

の

脳循環・代謝改善薬　50
脳神経由来栄養因子（BDNF）　7
ノルアドレナリン　6, 148
ノルアドレナリン作動性・特異的セロ

トニン作動性抗うつ薬（NaSSA）
9, 11, 26, 41
ノルエピネフリン系作用薬　53

は

パッションフラワー　43
パニック障害　102
バルビツール酸系睡眠薬　118, 126
バルプロ酸　81
バレリアン　43

ひ

ヒスタミン　148
非バルビツール酸系睡眠薬　118, 126
非ベンゾジアゼピン系睡眠薬　124

ふ・へ・ほ

分子標的治療薬　54
ベンザミド系抗精神病薬　50

ベンザミド系薬　18
ベンゾジアゼピン系抗不安薬　35, 42, 90
ベンゾジアゼピン系睡眠薬　118, 119
ホルモン療法薬　54

め

メディエーター遊離抑制薬　50
メラトニン　44, 148
メラトニン受容体作動薬　127

よ

葉酸　35
四環系抗うつ薬　15, 41

ら・り・れ

ラモトリギン　81
離脱反応　106
レボドパ製剤　52

索　引　**215**

著者紹介

吉尾　隆（よしお　たかし）
東邦大学薬学部医療薬学教育センター
臨床薬学研究室教授

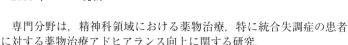

【経　歴】
- 1955 年　　　生まれ
- 1979 年　　　東邦大学薬学部卒業
- 1991 年　　　西八王子病院薬局長
- 1994 年　　　桜ヶ丘記念病院薬剤部長
- 2008 年〜　　現職

専門分野は，精神科領域における薬物治療，特に統合失調症の患者に対する薬物治療アドヒアランス向上に関する研究．

【専門薬剤師】　　【学位】
精神科専門薬剤師　　博士（薬学）

【その他】
- 日本精神科評価尺度研究会　理事
- 精神科臨床薬学研究会　代表世話人
- 日本精神薬学会　理事長
- 日本神経精神薬理学会　評議員
- 日本社会精神医学会　評議員
- 医薬品適正使用指導機構　理事

向精神薬がわかる！使える！答えられる！　Q&A付き（改訂第2版）

2008 年 7 月 10 日　第 1 版第 1 刷発行	著　者　吉尾　隆
2011 年 1 月 20 日　第 1 版第 4 刷発行	発行者　小立鉦彦
2019 年 11 月 15 日　改訂第 2 版発行	発行所　株式会社　南　江　堂

〒113-8410　東京都文京区本郷三丁目 42 番 6 号
☎（出版）03-3811-7236　（営業）03-3811-7239
ホームページ　https://www.nankodo.co.jp/

印刷・製本　三報社印刷
装丁　Amazing Cloud Inc.

How to Select and Use Psychotropic Drugs, 2nd edition
© Nankodo Co., Ltd., 2019

Printed and Bound in Japan
ISBN978-4-524-24865-0

定価は表紙に表示してあります．
落丁・乱丁の場合はお取り替えいたします．
ご意見・お問い合わせはホームページまでお寄せください．

本書の無断複写を禁じます．

JCOPY〈出版者著作権管理機構委託出版物〉

本書の無断複写は，著作権法上での例外を除き，禁じられています．複写される場合は，そのつど事前に，出版者著作権管理機構（TEL 03-5244-5088，FAX 03-5244-5089，e-mail: info@jcopy.or.jp）の許諾を得てください．

本書をスキャン，デジタルデータ化するなどの複製を無許諾で行う行為は，著作権法上での限られた例外（「私的使用のための複製」など）を除き禁じられています．大学，病院，企業などにおいて，内部的に業務上使用する目的で上記の行為を行うことは私的使用には該当せず違法です．また私的使用のためであっても，代行業者等の第三者に依頼して上記の行為を行うことは違法です．